M. Mumenthaler

# Didaktischer Atlas der klinischen Neurologie

Mit 365 Abbildungen

Springer-Verlag
Berlin Heidelberg New York 1982

Professor Dr. Marco Mumenthaler
Universität Bern, Neurologische Klinik
Inselspital, CH-3010 Bern

ISBN 3-540-11279-0 Springer-Verlag Berlin Heidelberg New York
ISBN 0-387-11279-0 Springer-Verlag New York Heidelberg Berlin

CIP-Kurztitelaufnahme der Deutschen Bibliothek.

Mumenthaler, Marco: Didaktischer Atlas der klinischen Neurologie / M. Mumenthaler. – Berlin; Heidelberg; New York: Springer, 1982.
ISBN 3-540-11279-0 (Berlin, Heidelberg, New York)
ISBN 0-387-11279-0 (New York, Heidelberg, Berlin)



Printed in Germany.



Satz und Bindearbeiten: Appl, Wemding. Druck: aprinta, Wemding
2127/3140-543210

Viele unserer Patienten wissen um die Notwendigkeit, die Kenntnisse und den Ausbildungsstand der Ärzte zu vermehren. Viele stellen sich hierfür im Rahmen des Unterrichtes zur Verfügung. Viele von ihnen sind hier fotografiert worden.

*Ihnen allen sei dieser Atlas in Dankbarkeit gewidmet.*

Die diagnostische Beurteilung eines Patienten stützt sich einerseits auf die Anamnese, andererseits aber auf die Befunde. Der erste Befund ist immer der einfache Aspekt, der bei ruhiger und sorgfältiger Betrachtung des Patienten auffällt. Dieser wird dem Erfahrenen oft wichtige Hinweise geben oder gar schon eine Diagnose erlauben.

Derartige typische oder gar pathognomonische Aspekte sind in den Werken der medizinischen Literatur reichlich dargestellt. Diese Abbildungen und Illustrationen sind jedoch meist verstreut in verschiedensten Publikationen. Eine Ausnahme bildet in der klinischen Neurologie allerdings der ausgezeichnete Atlas von Spillane.

Wenn der Autor dieses Buches dennoch einen Atlas zu gestalten versuchte, so deshalb, weil bei Beginn des Werkes Spillane's Atlas nur in englischer Sprache erhältlich war und vor allem weil im vorliegenden Werk auch ein spezifisch didaktisches Anliegen vorgebracht werden sollte. Es sollte der Versuch gemacht werden, die dargestellten Befunde zur Schulung der Beobachtungsgabe und zur Förderung der Assoziationen zu benutzen. Durch eine Wechselwirkung von Bild und textlicher Information, durch die Formulierung von Fragen, soll ein Maximum an optischen Eindrücken vermittelt und ein Maximum an Eigeninitiative des Beobachters angestrebt werden. Zwar werden gute Kenntnisse der klinischen Neurologie das Deuten der Befunde erleichtern. Es wurde aber versucht, auch dem klinischen Anfänger durch erklärende und hinweisende Kommentare den Zugang zu erleichtern.

Der Autor hat vielen zu danken, die bei der Gestaltung dieses Atlasses halfen. In erster Linie Herrn Prof. K.J. Zülch. Er hat ursprünglich ein derartiges Werk mit dem Springer-Verlag geplant, hat es dann aber aus persönlichen Gründen dem Autor übertragen und ist ihm dann mit Rat und konstruktiven Vorschlägen beigestanden. Herzlich gedankt sei auch Fräulein Susi Bürki, Universitätsfotografin an der Medizinischen Klinik in Bern. Sie hat während Jahren in geduldiger und sogfältiger Arbeit die meisten der vorliegenden fotografischen Aufnahmen gemacht. Dankbar bin ich auch allen jenen Kollegen, die mir einzelne ihrer Abbildungsvorlagen oder Röntgenbilder zur Verfügung stellten. Sie sind auf Seite 133 aufgeführt. Herzlich gedankt sei einmal mehr Fräulein Elisabeth Stutz, die sorgfältig wie immer die Niederschrift des Manuskriptes und die zahlreichen Sekretariatsarbeiten besorgte, sowie Fräulein Ursula Walker für ihre exakte und zuverlässige technische Hilfe. Dem Springer-Verlag, besonders Herrn Dr. Wieczorek und den Mitarbeitern von der technischen Buchgestaltung sei für ihr geduldiges Eingehen auf die Wünsche des Autors und für die sogfältige und differenzierte Gestaltung des Bandes Anerkennung und Dank ausgesprochen.

Der größte Dank gilt aber den Patienten, die am Unterricht mitwirken, und denen dieses Buch gewidmet sei.

Henggart, im Januar 1982

Marco Mumenthaler

Beide Patienten weisen eine ungewöhnliche Deformierung des Schädels auf.

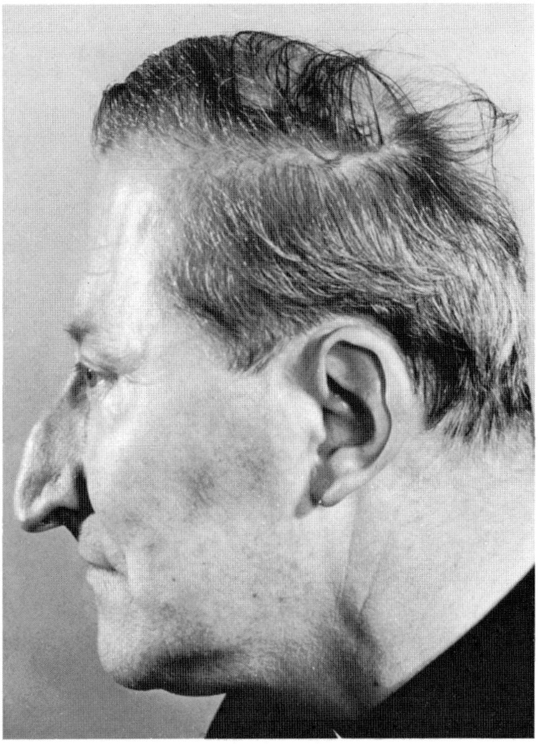

Der 47jährige Mann weist einen Turmschädel (Turricephalus) seit Kindheit auf. Dies ist Ausdruck einer Craniosynostose bei vorzeitigem Schluß der Kranznaht.

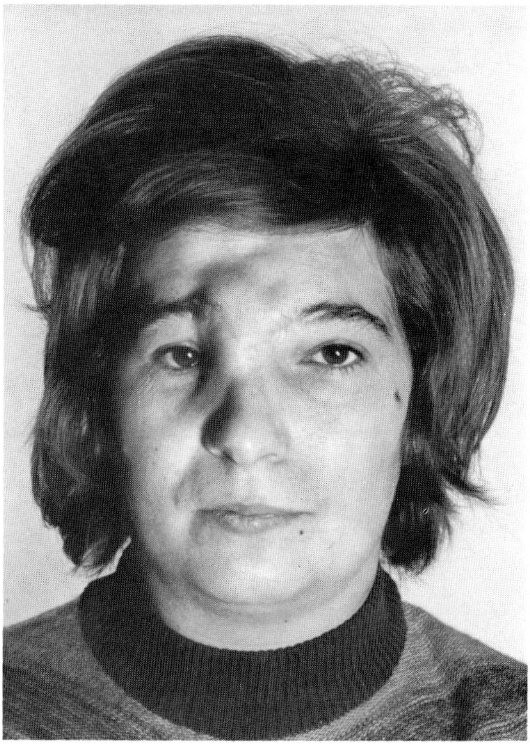

Die 36jährige Frau weist eine seit einigen Jahren zunehmende Vorwölbung über dem Nasenrücken auf. Was könnte dies sein? (Sinus pericranii? Mucocele? Meningeom? Tränendrüsenkarzinom?)

*Fall 1/1:* Turmschädel

*Fall 1/2:* 36jährige Frau mit einem Meningeom der vorderen Schädelgrube

Beide Patientinnen haben einen bei Frauen wenig üblichen Haarausfall.

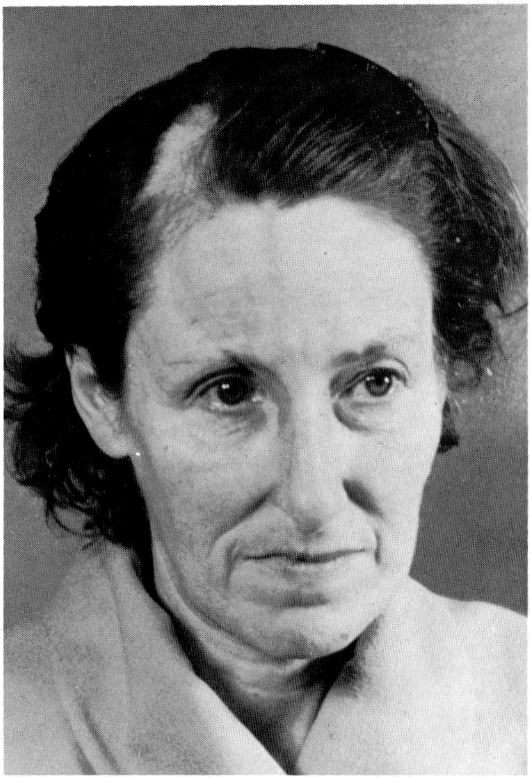

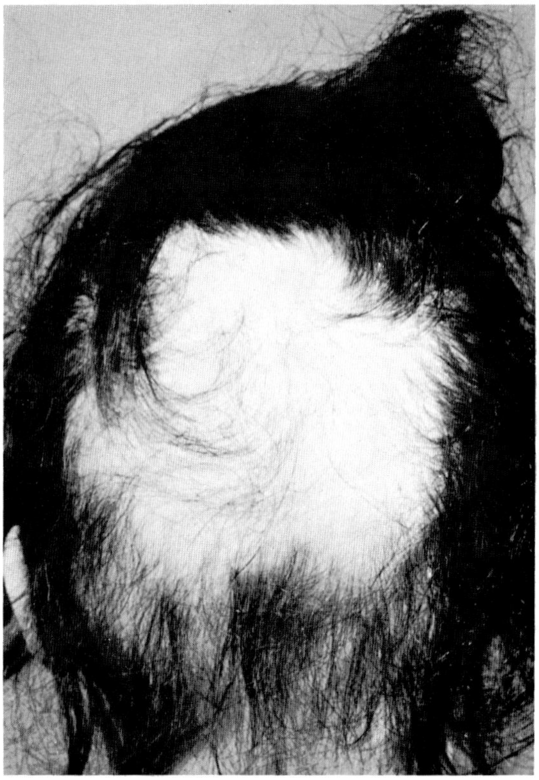

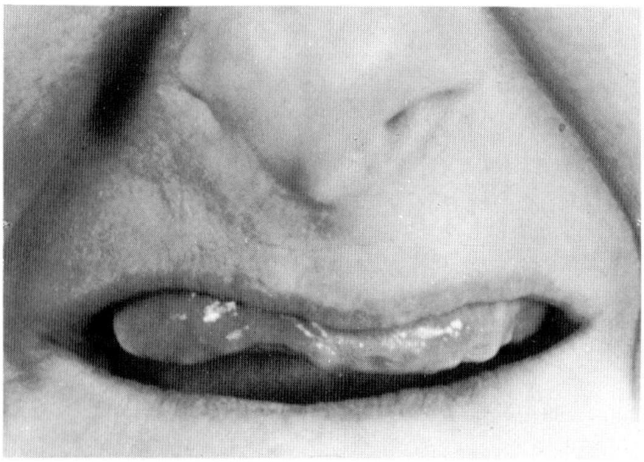

Bei der 50jährigen Frau fällt nebst dem scharf begrenzten haarlosen Bezirk rechts am Schädel auch sonst am Gesicht eine Seitendifferenz auf. Die ganze rechte Gesichtshälfte ist schmäler und das Zahnfleisch rechts oben ist übrigens auch atrophisch.

*Fall 2/1:* Hemiatrophia faciei progressiva.

Bei dieser Frau waren im Verlauf einer Woche brennende Parästhesien von den Füßen und Beinen aufgestiegen. Etwa zur gleichen Zeit fiel ihr Haar zum Teil büschelweise aus.

Die gegebenen Elemente genügen im Fall 2/1 für die exakte Diagnose, im Fall 2/2 zumindest für eine Gruppendiagnose.

*Fall 2/2:* Thalliumvergiftung (auch eine Arsenvergiftung könnte ein ähnliches Bild verursachen).

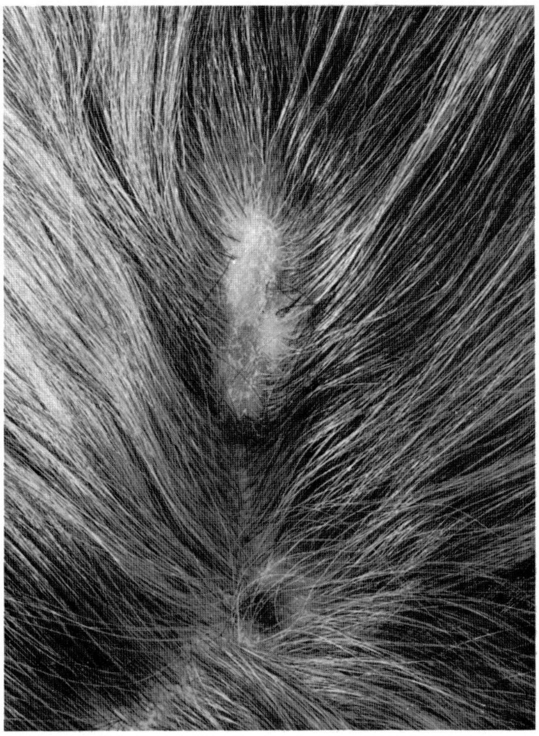

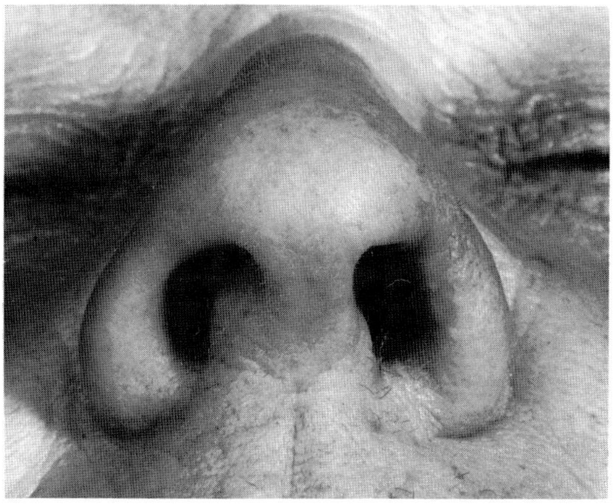

Etwa seit der gleichen Zeit ist der Knorpel und die darüberliegende Haut am linken Nasenloch dünner und trophisch verändert.

◁
Seit Jahren hat diese Patientin im Haarboden links gegen frontal zu eine ulcusartige, oft verkrustete Stelle, an welcher auch die Haare nicht mehr wachsen.

Bei dieser 62jährigen Frau spielen sich beide trophischen Veränderungen im sensiblen Versorgungsgebiete eines bestimmten Hirnnerven ab. Welcher Hirnnerv wird hier wohl betroffen sein? Welches Krankheitsbild könnte vorliegen?

*Fall 2/3:* 62jährige Frau mit einer „idiopathischen" Trigeminus-Neuropathie links seit mehreren Jahren.

Bei beiden Patienten sind abnorm dicke, geschlängelte Gefäße einseitig in der Schläfenregion, bzw. im frontalen Bereich zu sehen und zu tasten.

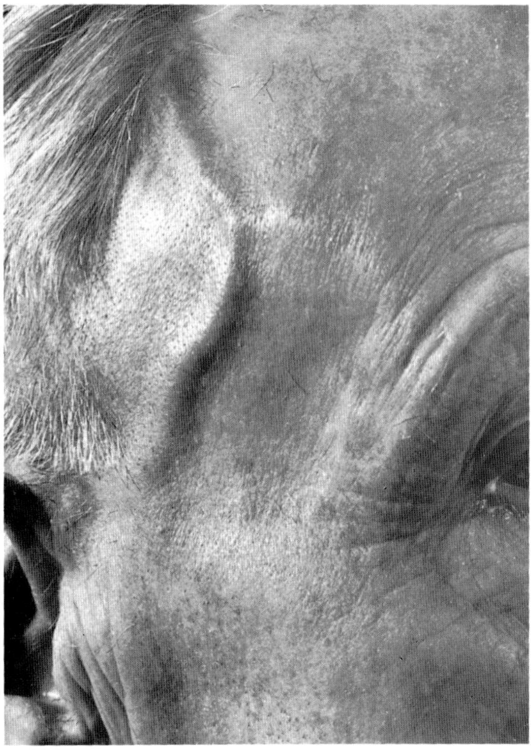

Beim 81jährigen Patienten ist das Gefäß druckschmerzhaft.

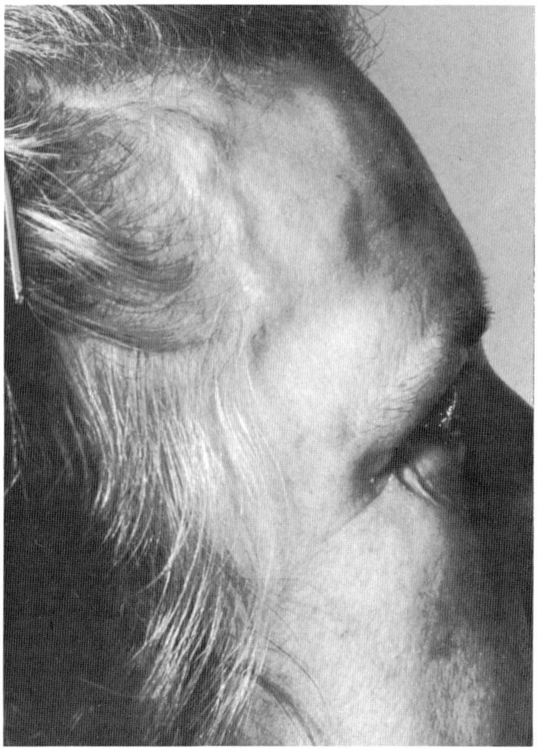

Bei der 51jährigen Frau ist das Gefäß indolent und pulsiert kräftig (s. Seite 5).

Sie können daraus schon diagnostische Vermutungen in beiden Fällen ableiten.

Beim älteren Manne waren zunächst Müdigkeit, Inappetenz, nächtliches Schwitzen und subfebrile Temperaturen aufgetreten. Nach 4 Wochen ungewöhnliches Kopfweh beidseits okzipital sowie in der rechten Temporalregion und nach weiteren 4 Wochen war plötzlich über Nacht das rechte Auge erblindet. Die Blutsenkungsreaktion betrug 94 mm in der ersten Stunde.

*Fall 3/1:* 81jähriger Mann mit Arteriitis cranialis (Riesenzellarteriitis)

Die Schädelröntgenbilder eines anderen Patienten mit dem gleichen Leiden wie die Frau rechts auf der vorausgegangenen Seite 4 zeigen

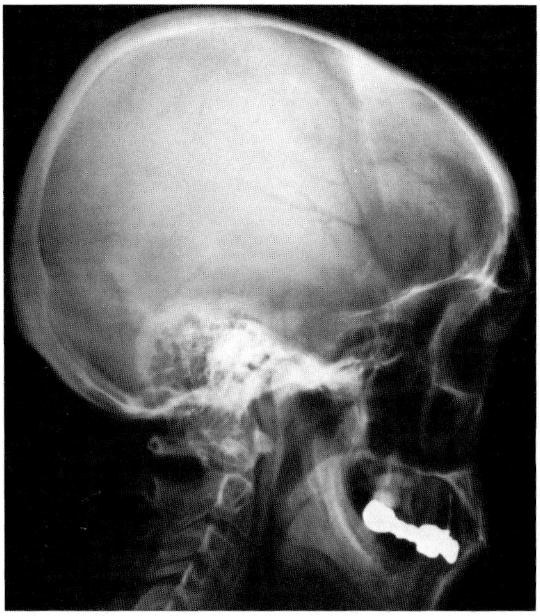

vertiefte Gefäßfurchen an der Kalotte im Temporofrontalbereich und

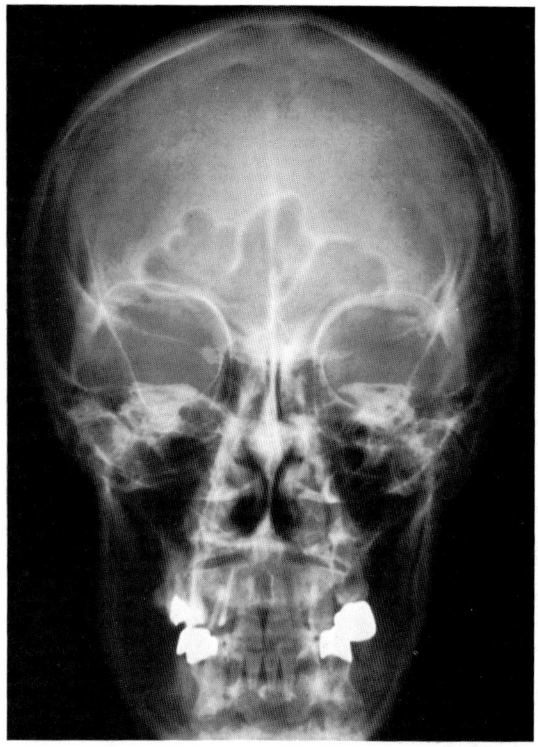

links temporal eine Verdickung der Schädelkalotte.

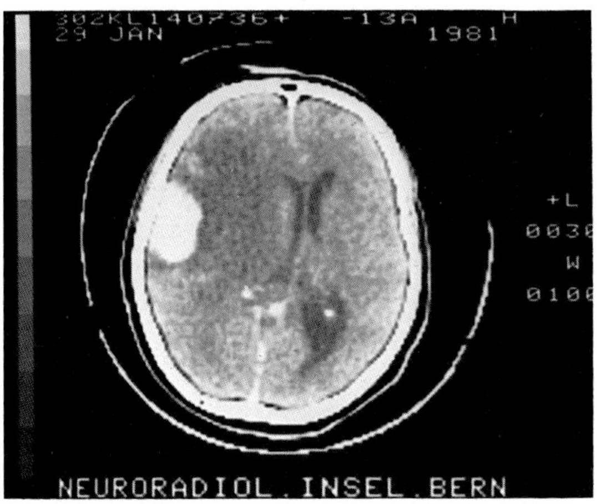


◁

Das Computertomogramm zeigte schon ohne Kontrastmittel, jedoch viel eindeutiger mit Kontrastmittel, einen hyperdensen rundlichen, der Kalotte von innen anliegenden Prozeß links parietal mit umgebendem Ödem und Verdrängung der Ventrikel

*Fall 3/2:* 51jährige Frau mit einem parasagittalen Meningeom im vorderen Falxdrittel, rechts mehr als links.

*Fall 3/3:* Konvexitätsmeningeom links parietal.

Auch diese beiden Patienten haben verdickte, pulsierende, subkutane Gefäße im Schläfenbereich. Leiden sie an einer der vorher beschriebenen Erkrankungen? Besteht noch eine andere mögliche Ursache für verdickte kraniale Gefäße mit vermehrtem Blutfluß durch subkutane Arterienäste?

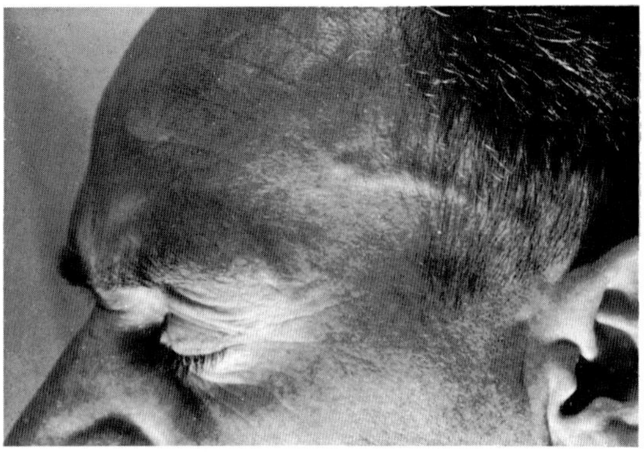

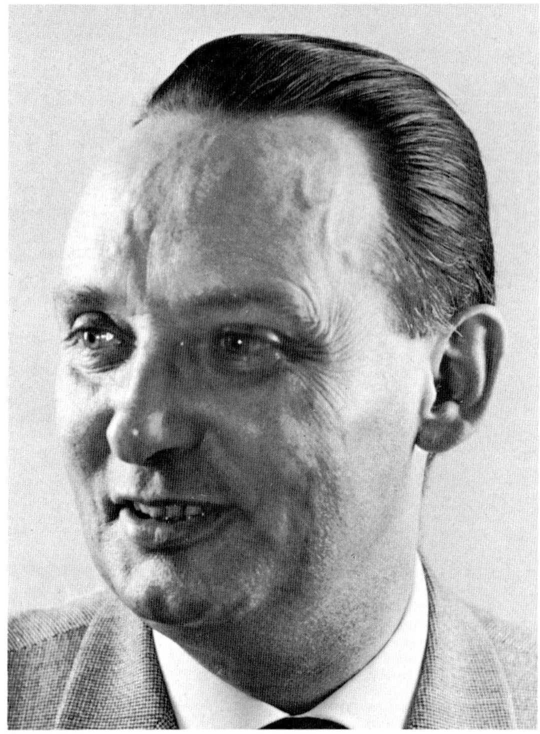

*Fall 3/4:* 40jähriger Mann mit Verschluß der A. carotis interna links und Kollateralbildung durch die A. carotis externa und ihre temporalen Äste.

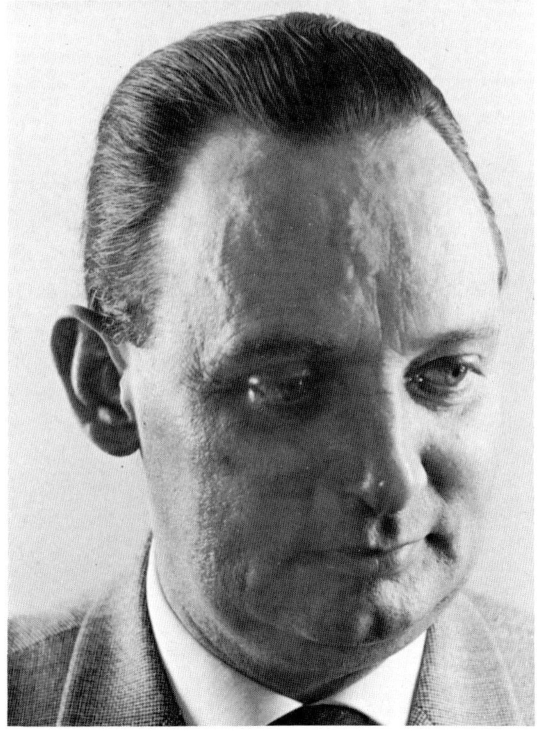

▷

Fall 3/5 zeigt übrigens auch auf der rechten Seite und subcutan an der Stirne die geschlängelten prominenten Gefäße.

*Fall 3/5:* 49jähriger Mann. Verschluß der rechten A. carotis communis, der rechten A. vertebralis, der linken A. carotis interna und Kollateralbildung durch die A. carotis externa links, die A. temporalis links, die subcutanen Stirnäste und die rechte A. carotis externa zur rechten A. ophthalmica.

Dieser weitere Patient hatte auf der linken Seite im inneren Augenwinkel eine stark verdickte Arterie, die man deutlich sehen und tasten konnte. Wie heißt diese Arterie? Dieselbe Arterie fehlte jedoch auf der rechten Seite.

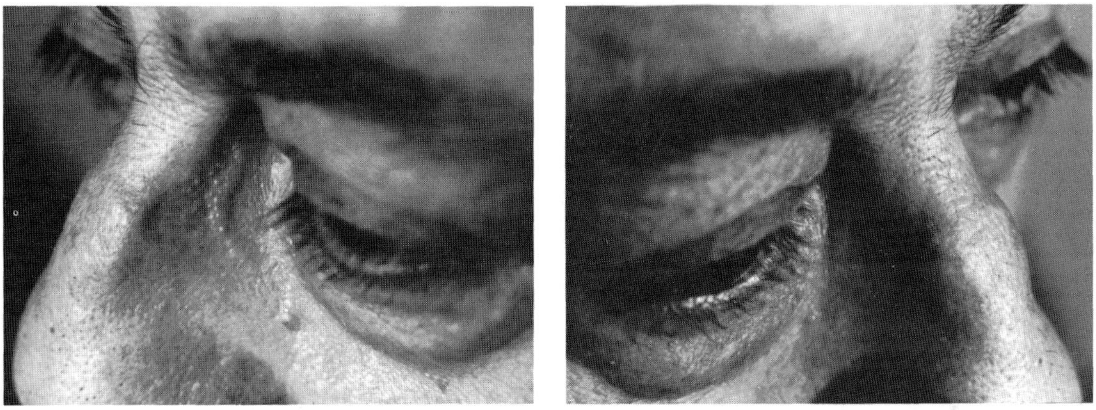

Bei allen drei soeben gezeigten Patienten liegt dem Befund an den Kopfgefäßen eine gemeinsame Pathologie zugrunde. Bei allen drei liegen übrigens Gefäß-Risikofaktoren vor. Was ist wohl die primäre Pathologie in diesen Fällen?

*Fall 3/6:* 50jähriger Mann. Verschluß der A. carotis interna links. Kollateralbildung durch die A. carotis externa, A. facialis und A. angularis links zur A. ophthalmica links. In allen 3 Fällen lag primär eine Arteriosklerose der Halsgefäße vor.

Manchmal zeigen sich in einem Röntgenbild des Schädels Verkalkungen, die auch der klinische Neurologe diagnostisch richtig deuten sollte.

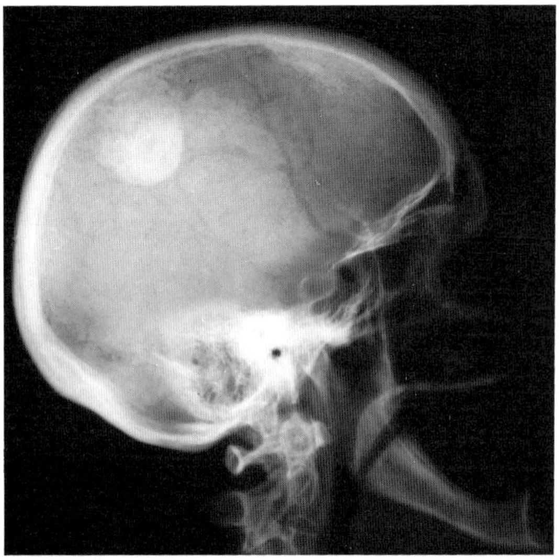

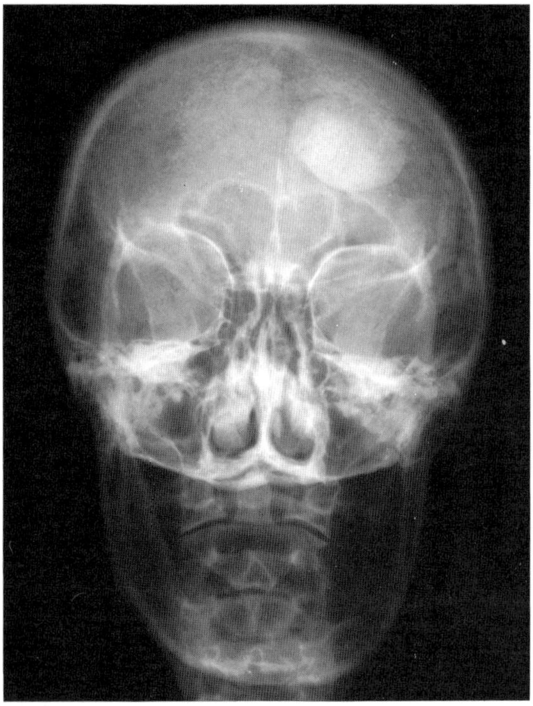

Diese kugelige Verkalkung liegt auf der linken Seite der Kalotte innen an. Der Patient hatte fokale epileptische Anfälle.

*Fall 4/1:* Konvexitätsmeningeom bei 55jähriger Frau.

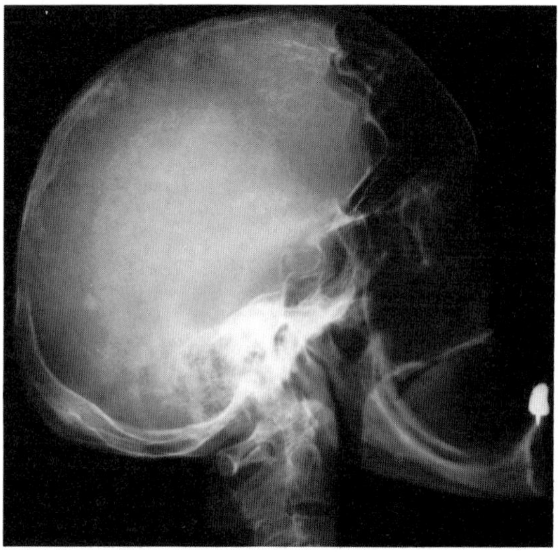

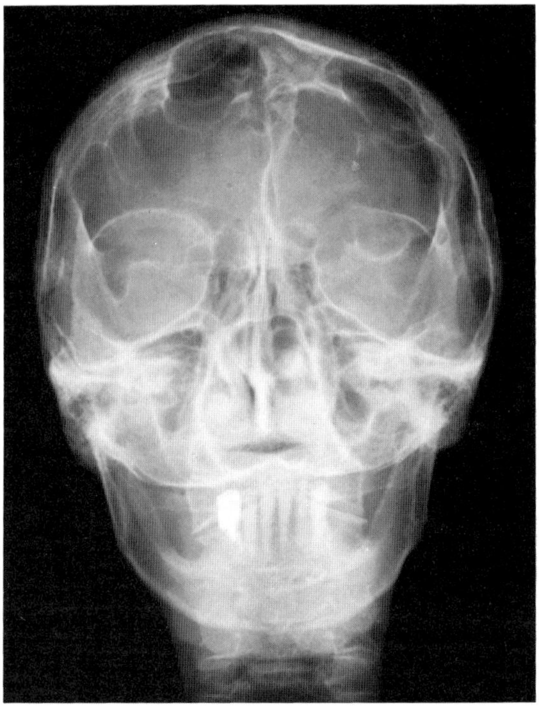

Diese symmetrischen Verkalkungen liegen im Stammganglienbereich. Was könnten sie sein?

*Fall 4/2:* Verkalkungen in den Stammganglien bei 68jähriger Frau (Morbus Fahr). Kein Hypoparathyreoidismus.

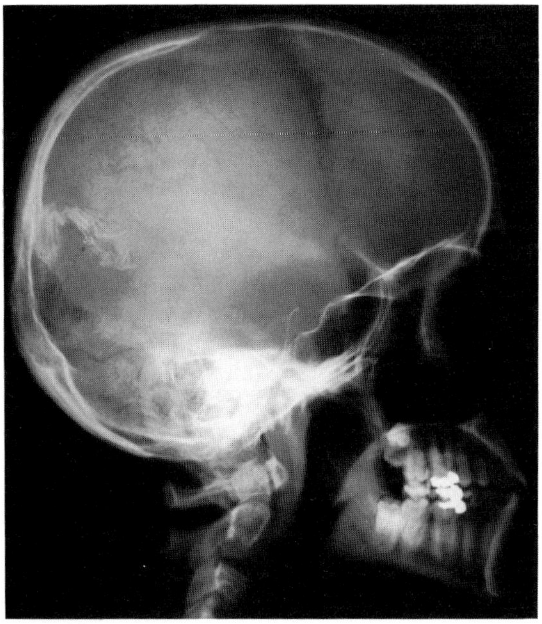

Diese streifigen, geschlängelten, als parallele Bänder imponierenden Verkalkungen sind gestützt auf ein ap-Bild links occipital an der Hirnoberfläche gelegen. Der Patient hatte epileptische Anfälle, die mit einer optischen Aura begannen.

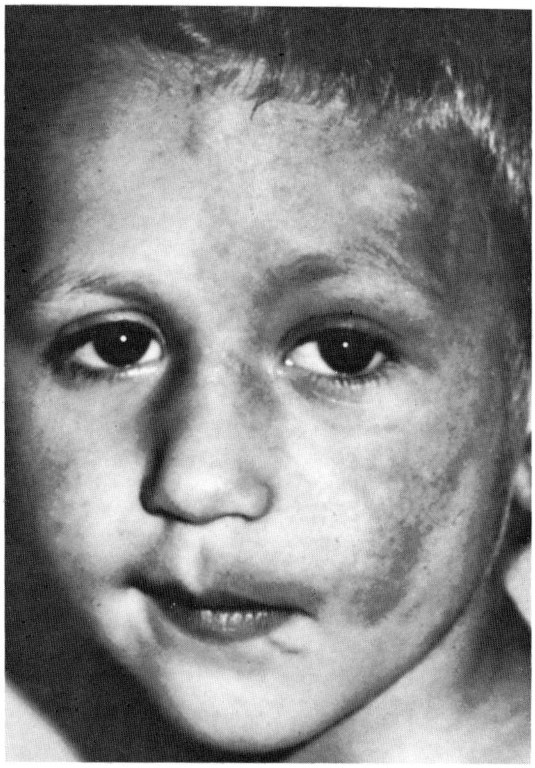

Auch dieser Knabe litt an der gleichen Krankheit wie der Patient mit dem nebenstehenden Röntgenbild. Dem Knaben ist die Diagnose gewissermaßen „ins Gesicht geschrieben". Auch er hatte epileptische Anfälle.

Wie lautet Ihre Diagnose in diesen beiden Fällen aus dem Gebiete der Neuropaediatrie?

*Fall 4/3:* Sturge-Weber-Krankheit bei einem 24jährigen Mann (ohne faciale Angiomatose).

*Fall 4/4:* Linksseitige faciale Angiomatose (im Trigeminusgebiete) bei 11jährigem Knaben mit epileptischen Anfällen.

Diese beiden Anomalien sind mit zusätzlichen Hinweisen leicht zu erkennen:

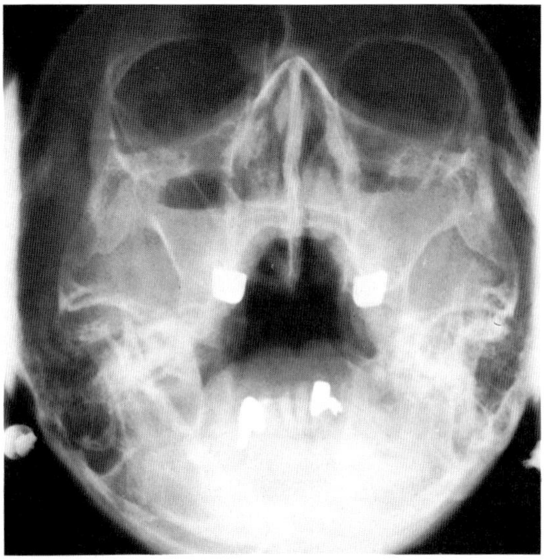

Dieser Patient leidet unter häufigen Erkältungen und Kopfweh

*Fall 4/5:* Sinusitis maxillaris beidseits mit Flüssigkeitsspiegel.

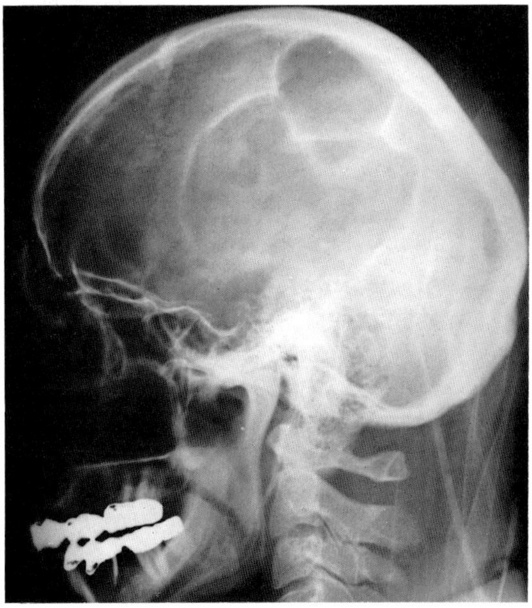

Dieser 42jährige Mann war seit Kindheit Linkshänder und hatte fokale epileptische Anfälle auf der rechten Körperseite. △ ▷

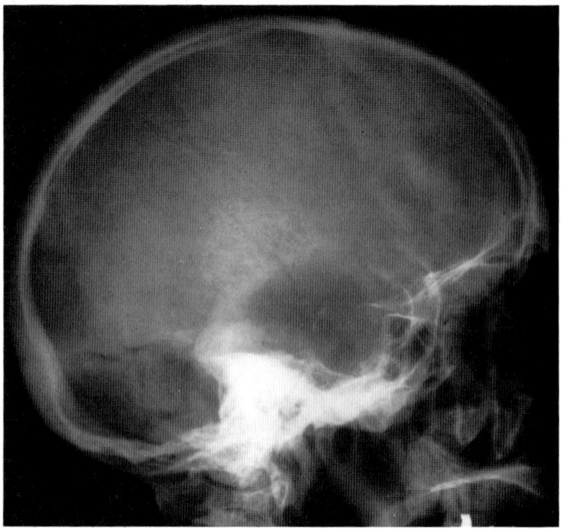

Dieser Patient hat eine Gesichtsfeldstörung

*Fall 4/6:* Chromophobes Hypophysenadenom mit stark erweiterter Sella.

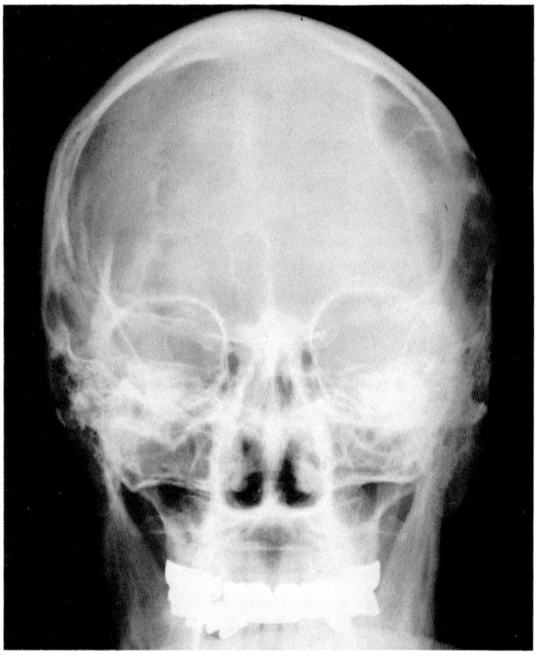

*Fall 4/7:* Großes Epidermoid der Schädelkalotte links.

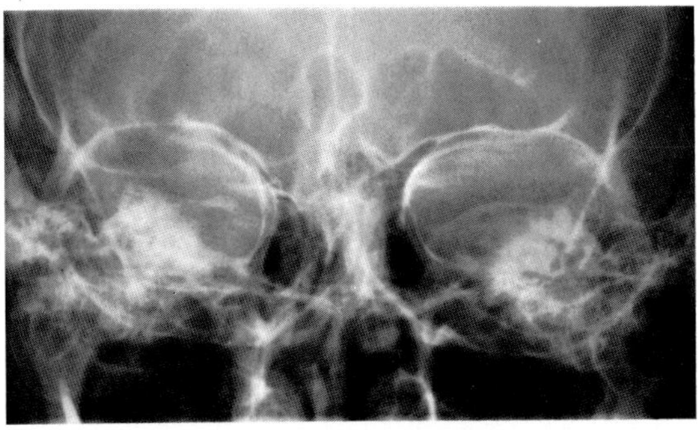

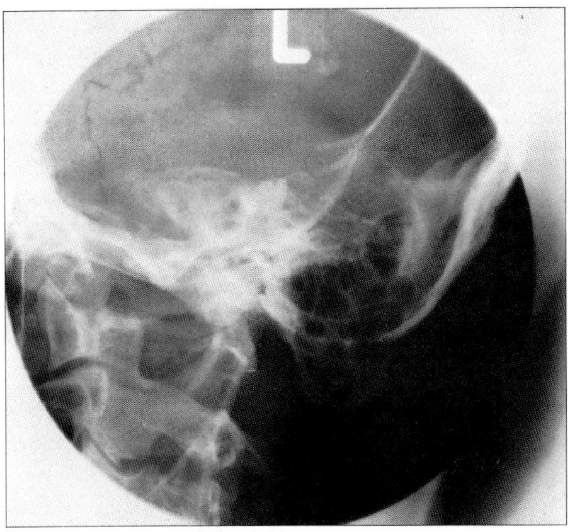


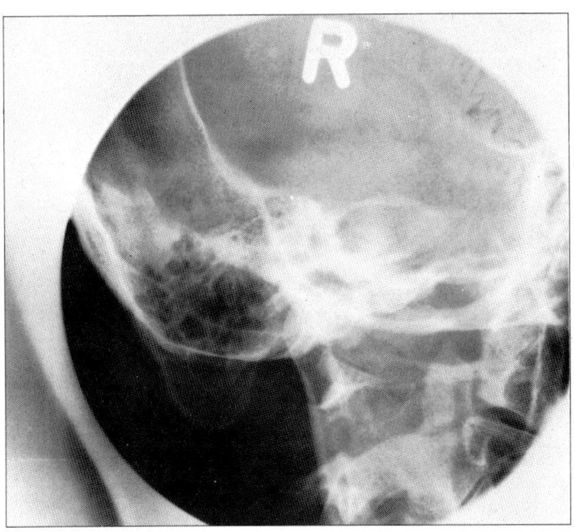


Welche pathologische Veränderung fällt Ihnen auf den obenstehenden Röntgenbildern auf? Dieser 26jährige Mann war im Verlauf einiger Jahre rechts vollständig ertaubt und links zunehmend schwerhörig geworden. Zunehmendes Kopfweh und Nüchternerbrechen.

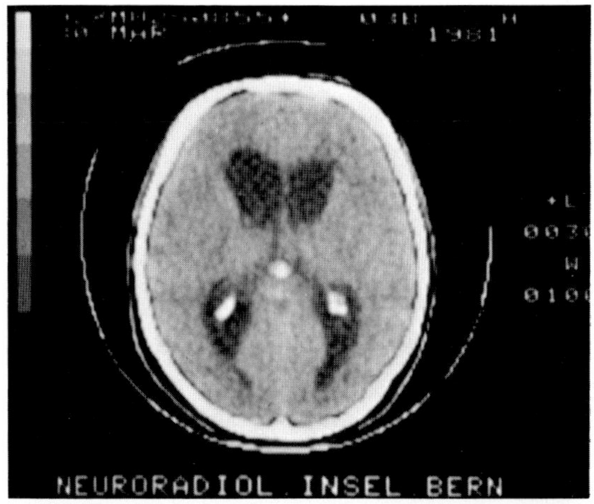


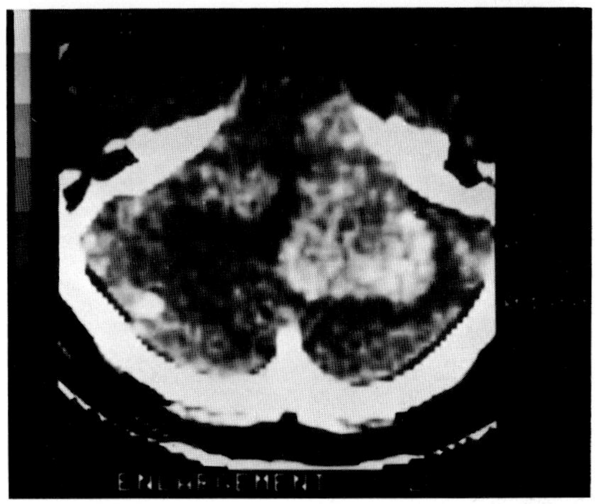

Entscheidend für die Diagnose waren die neuroradiologischen Befunde.

Im Computertomogramm des Schädels ist die Diagnose sofort ersichtlich:
*Obere Abbildung:* Ein symmetrischer innerer Hydrocephalus. *Untere Abbildung:* Bedingt durch einen großen lobulär begrenzten hyperdensen Prozeß, der rechts der Pyramidenhinterkante anliegt und einen etwas kleineren Prozeß, der in analoger Position links zu finden ist.

*Fall 4/8:* Beidseitiger Akustikustumor. Klinisch kein Hinweis für einen Morbus Recklinghausen. Schon in der ap-Aufnahme, dann aber in der linksseitigen und noch eindrücklicher in der rechtsseitigen Stenvers-Aufnahme deutlich erweiterte innere Gehörgänge.

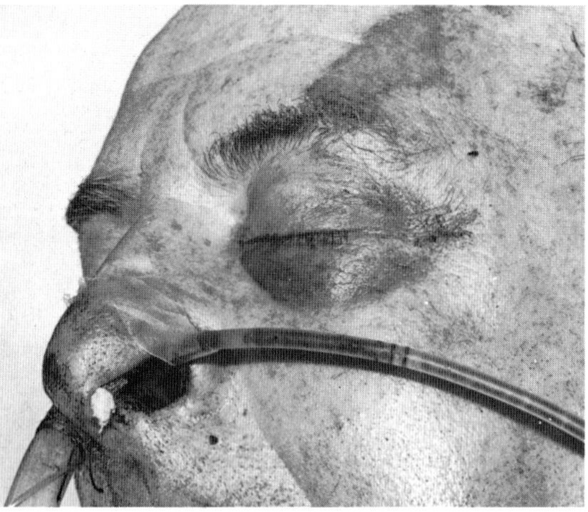

4 Tage nach einem Schädel-Hirntrauma ist der Patient noch im tiefen Koma. Es hat sich ein Monokelhämatom links entwickelt. Liegt somit eine Schädelbasisfraktur vor?

*Fall 5/1:* Monokelhämatom, das auch Folge der an der linken Stirnseite sichtbaren Kontusion sein könnte.

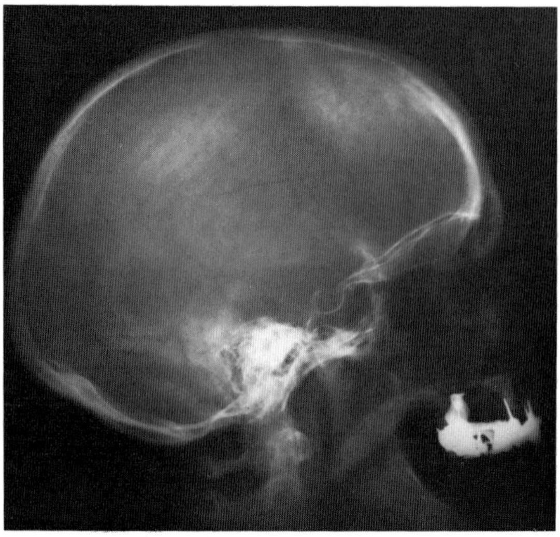

Diese 62jährige Frau wurde nach einem Schädel-Hirntrauma tief komatös ins Spital eingewiesen. Was zeigt das Röntgenbild? Auf welche Komplikation könnte der Befund in der Schädelleeraufnahme hinweisen?

*Fall 5/2:* Eine dünne horizontale Frakturlinie kreuzt die Gefäßfurche der A. meningica media, deren Zerreißung zu einem akuten Epiduralhämatom führen könnte.

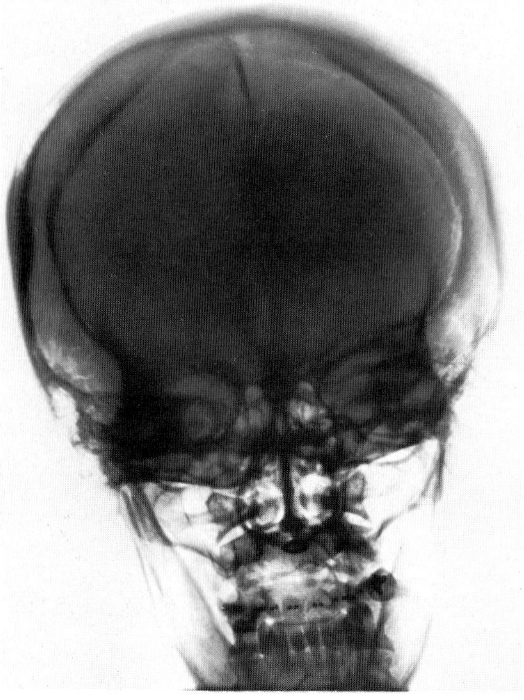

◁

Dieses Schädelleer-ap-Bild wurde nach einem Schädeltrauma aufgenommen. Auf welche Komplikationen könnte es hinweisen und auf welcher Seite wären dieselben?

*Fall 5/3:* Verlagerung eines Falxknochens von der rechten Seite nach links (im vorliegenden Fall durch ein chronisches Subduralhämatom).

Dieser 21jährige erlitt ohne Sturzhelm auf seinem Kleinmotorrad einen Verkehrsunfall.

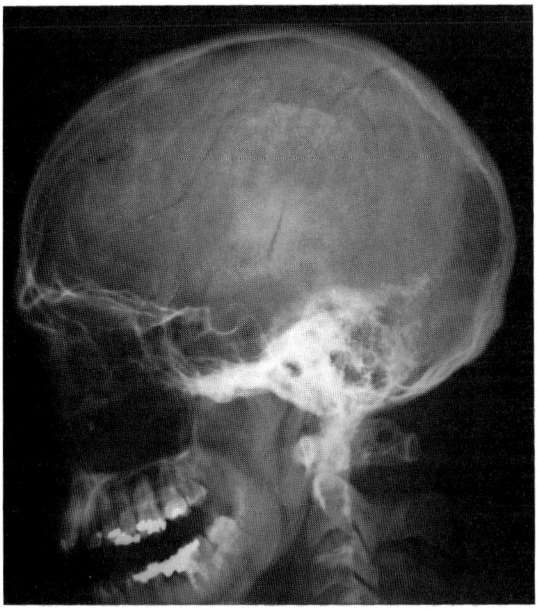

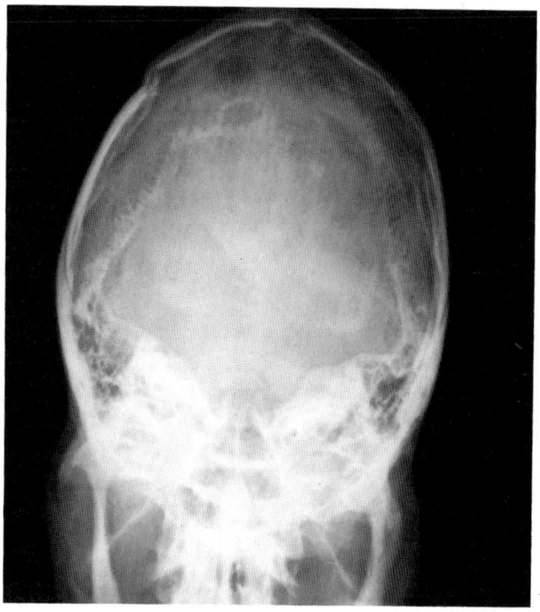

Wie schon auf dem seitlichen Bild mit der Trümmerfraktur vermutet werden kann, besteht auch eine Impression von Knochenfragmenten, die auf der Aufnahme nach Towne deutlich ist.

*Fall 5/4:* Impressionsfraktur der Schädelkalotte rechts.

Dieses 23jährige Mädchen hat vor 6 Monaten ein schweres Schädeltrauma mit ausgedehnter Schädelbasisfraktur erlitten. Als Folge davon sind multiple Hirnnervenparesen zurückgeblieben. Welche? Die folgenden Hinweise helfen bei der Diagnosestellung:

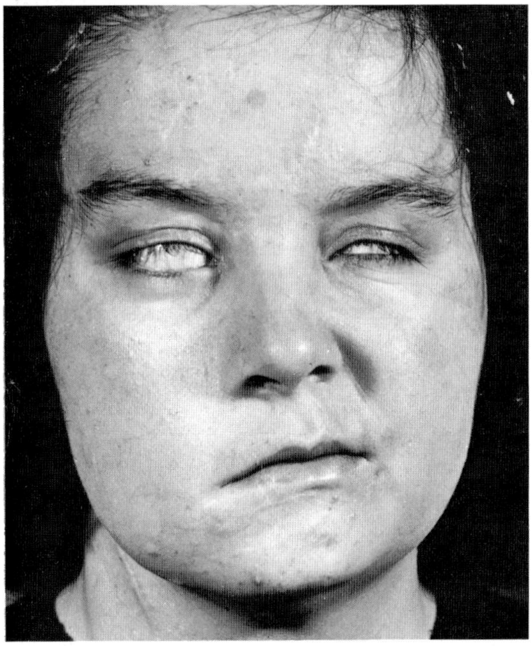

Beim Versuch die Augen kräftig zu schließen, gelingt dies beidseits unvollständig, links etwas besser als rechts. Die periorale Muskulatur links ist etwas kontrahiert.

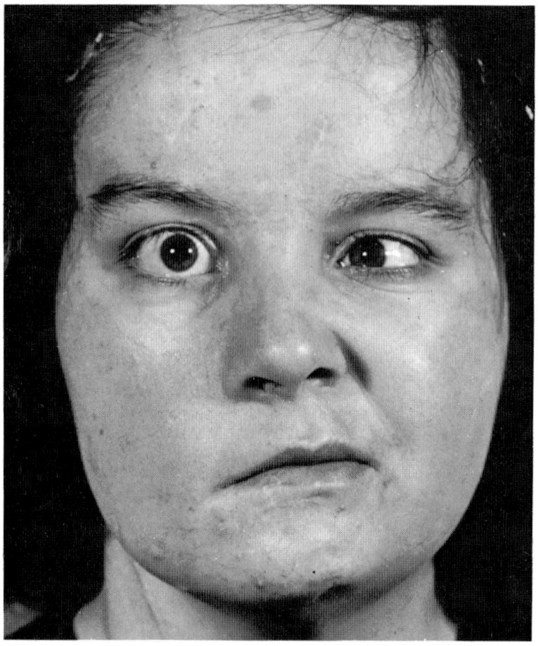

Beim Versuch nach rechts zu blicken, gelingt dies lediglich mit dem linken Auge. Das rechte bleibt geradeaus gerichtet. Auch hier gleichartig wie beim Augenschluß stärkere Kontraktion der linksseitigen perioralen Muskeln.

▷

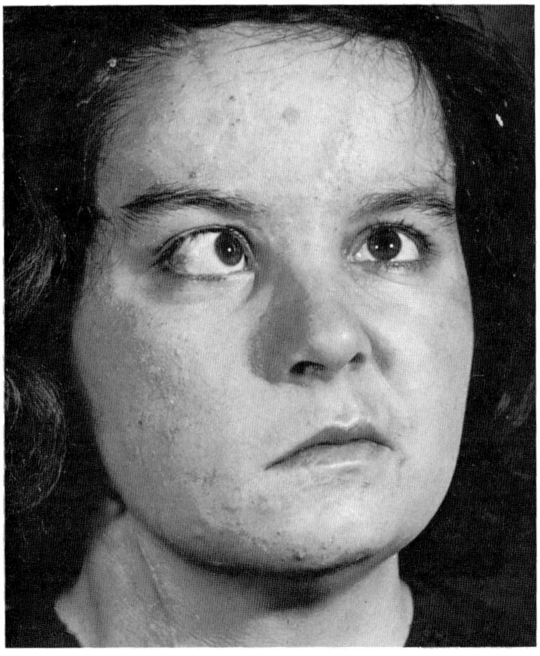

Beim Versuch nach links zu blicken, gelingt dies mit dem linken Auge nicht. Unveränderte stärkere Kontraktion der linken perioralen Muskulatur.

Deuten Sie bitte alle die auf diesen drei Aufnahmen festgehaltenen Befunde.

*Fall 5/5:* Das 23jährige Mädchen hat 6 Monate früher eine ausgedehnte Schädelbasisfraktur erlitten mit anfänglich totaler beidseitiger peripherer Facialisparese. Links ist es zu einer partiellen Reinnervation gekommen. Deshalb die Asymmetrie zu Ungunsten von rechts. Unverändert geblieben ist eine sowohl rechtsseitige, wie auch linksseitige totale Abducensparese.

Beide jungen Frauen haben ein wenig bewegliches Gesicht mit dauernd etwas offenem Mund. Was könnte vorliegen?

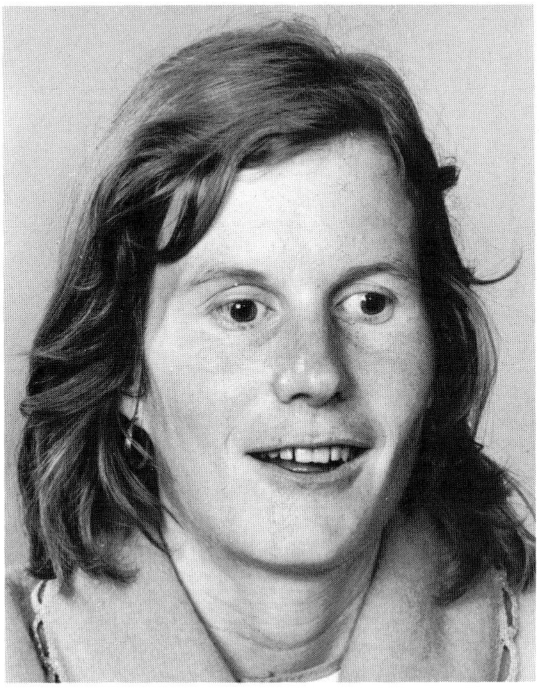

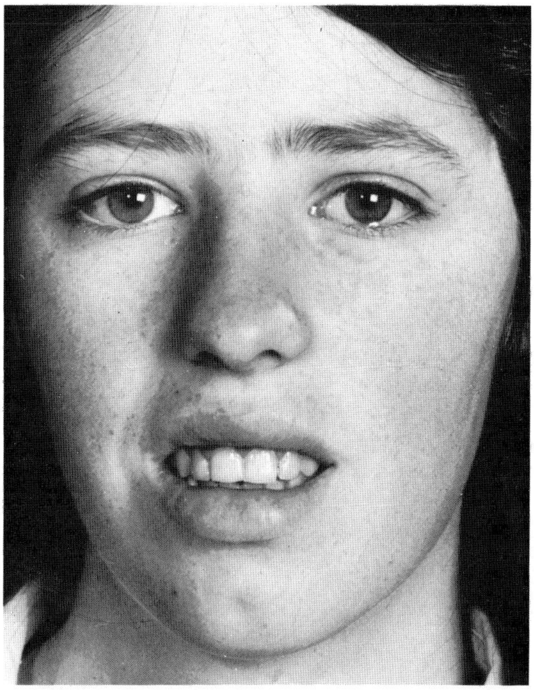

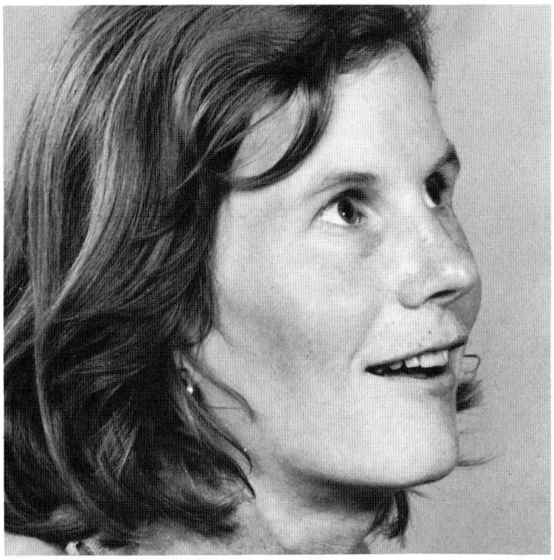

25jährige Patientin, seit etwa einem Jahr unbewegliche Gesichtszüge, starr und maskenartig.

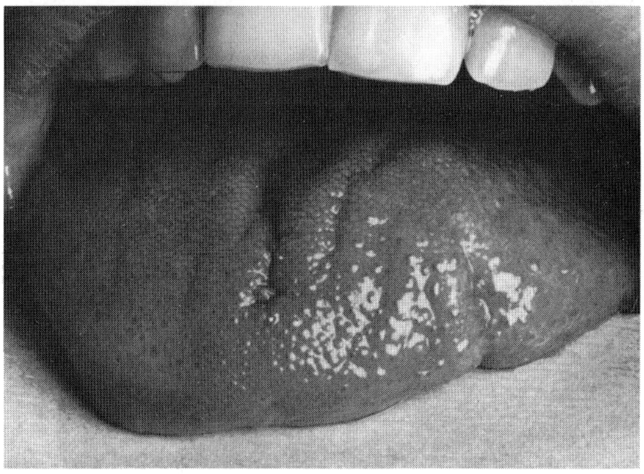

Dieses 18jährige Mädchen hatte seit früher Kindheit den hier sichtbaren, besonderen Gesichtsausdruck. Vor allem fiel bei ihr im Rahmen der Untersuchung das Bestehenbleiben einer Delle beim Beklopfen eines Muskels, u. a. auch links an der Zunge, auf.

*Fall 6/1:* 25jährige Frau. Akinetisches extrapyramidales Syndrom (ätiol. ungeklärt).

*Fall 6/2:* 18jährige Frau. Dysembryoplasia myotonica (frühkindlich manifeste Dystrophia myotonica Steinert).

Wie alt schätzen Sie diese Frau, die recht viel graue Haare hat?

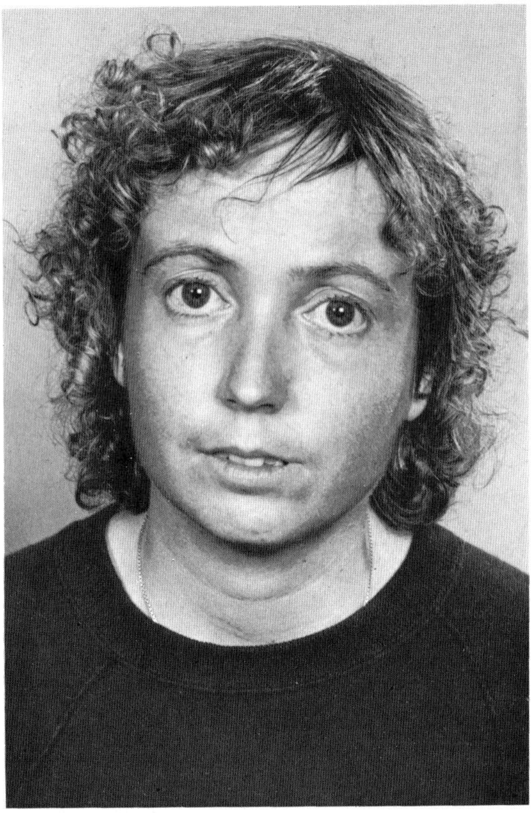

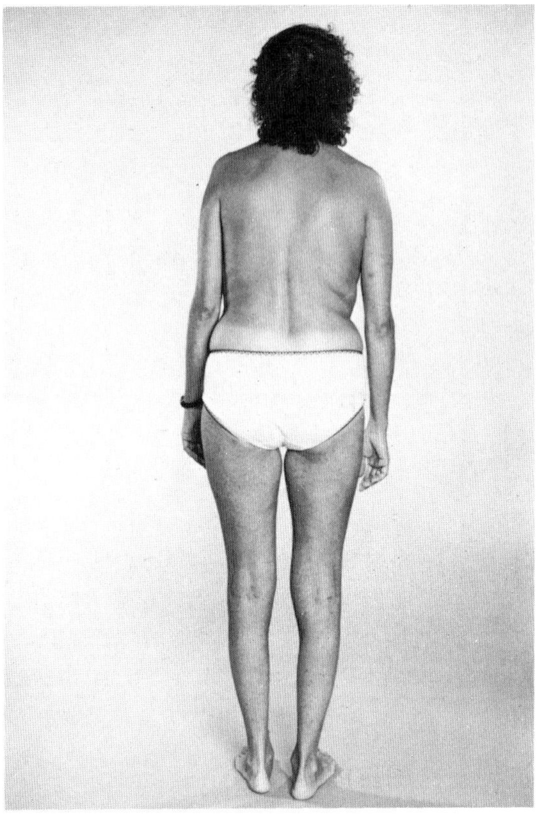

Sie ist 29jährig, bloß 1,54 Meter groß. Seit dem 14. Altersjahr ist sie nicht mehr gewachsen. U. a. fällt bei ihr eine spröde, dünne, „alte" Haut auf. Wie lautet Ihre Diagnose?

*Fall 6/3:* 29jährige Frau. Progeria adultorum (Werner-Syndrom).

Beide Frauen haben auffallend grobe Gesichtszüge. An was denken Sie?

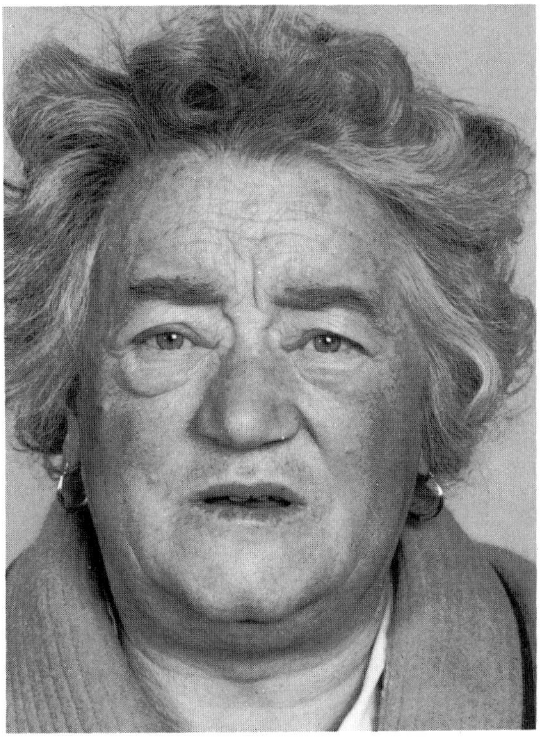

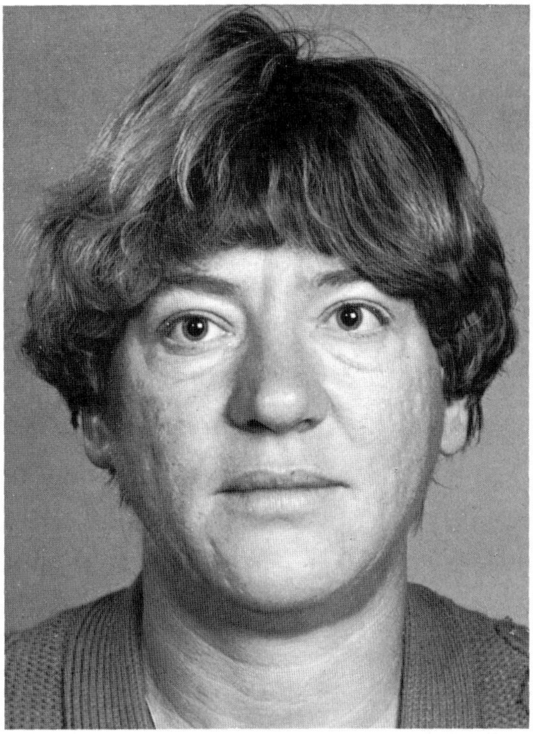

Diese 71jährige Patientin war wegen einer langsam progredienten Polyneuropathie zum Arzt gegangen. Sie hatte auch eine Bradykardie, fror dauernd und war auffallend apathisch geworden.

*Fall 6/4:* 71jährige Frau. Hypothyreose (mit Polyneuropathie).

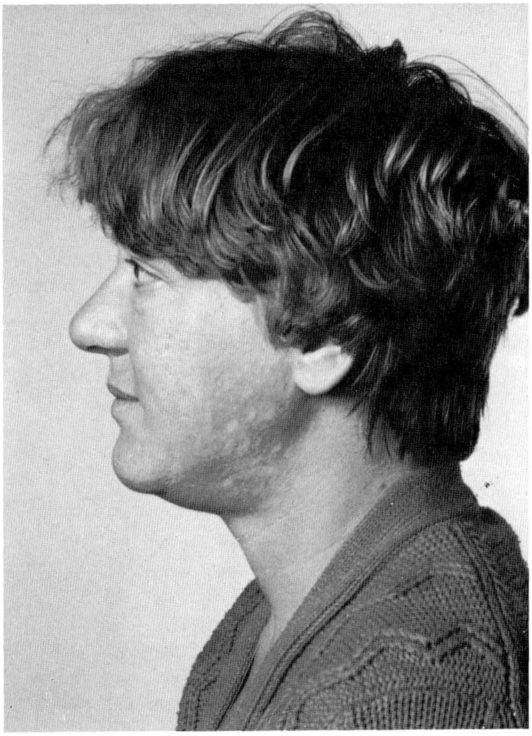

▷

Die erst 35jährige Frau war wegen einer Schwäche der Beckengürtelmuskeln zum Arzt gegangen. Eine Gesichtsfeldstörung hatte sie übrigens nicht. (Fortsetzung s. nächste Seite)

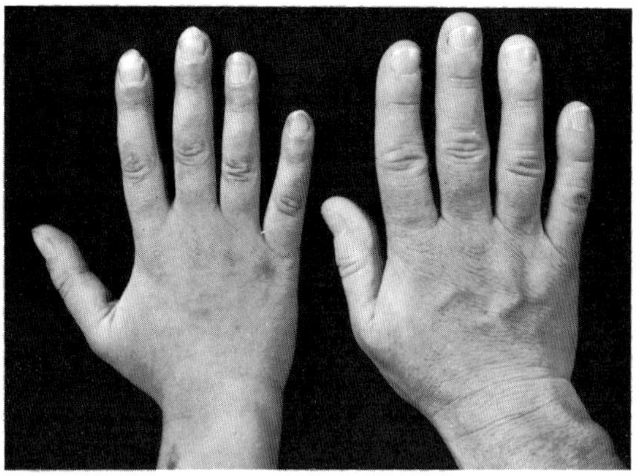

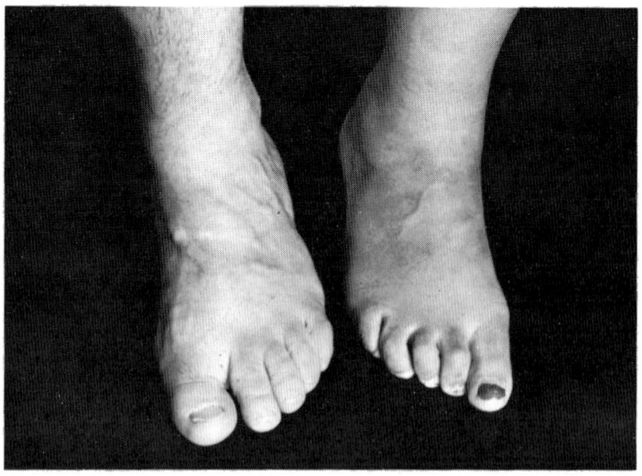

Ihre Hände und Füße waren in den letzten Jahren ganz allmählich größer geworden. Normalperson zum Vergleich daneben. Damit haben Sie wohl die Diagnose schon formuliert?

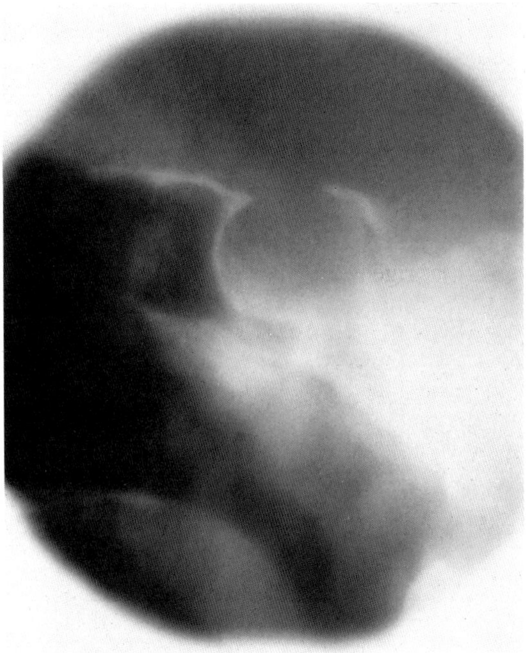

◁
Die gezielten Sella-Aufnahmen zeigen die ballonartig aufgetriebene Sella mit destruiertem Boden

*Fall 6/5:* 35jährige Frau. Akromegalie bei eosinophilem Hypophysenadenom.

Beide Patienten zeigen eine typische Veränderung der Haut, welche schon die Diagnose erlaubt.

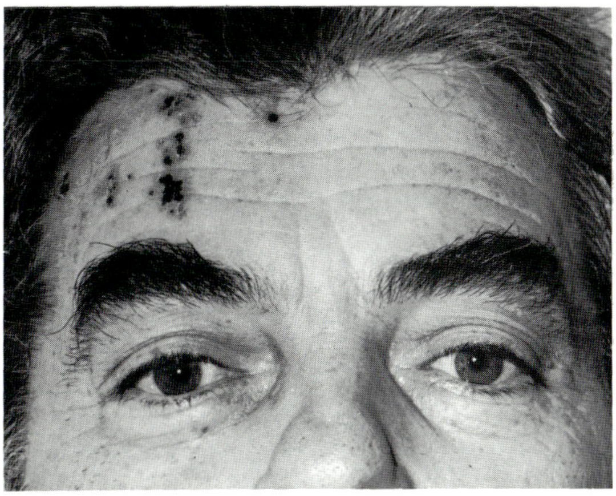

Beim 56jährigen Patienten waren die Hautveränderungen rechts an der Stirne nach einer Meningitis aufgetreten.

*Fall 6/6:* 56jähriger Mann. Zoster ophthalmicus (nach Meningitis).

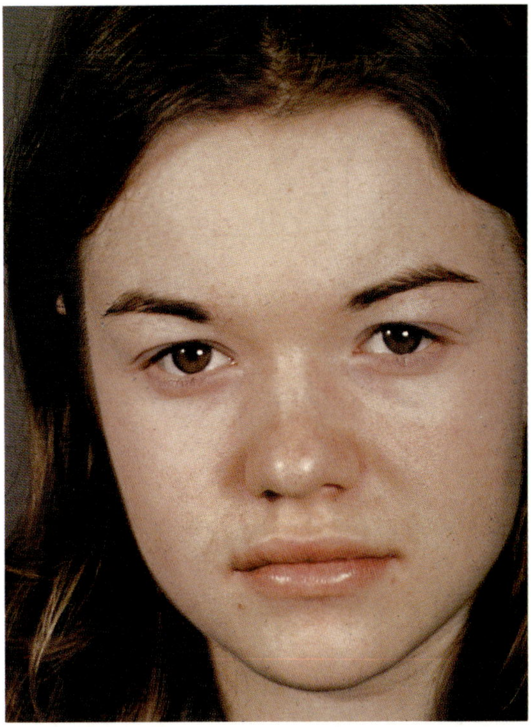

Das 18jährige Mädchen ging nicht wegen dieser auffallenden Rötung des Gesichts zum Arzt, sondern wegen einer langsam über Wochen zunehmenden Muskelschwäche. Übrigens waren vergleichbare Hautveränderungen auch an den Händen zu sehen, ähnlich wie bei dieser anderen Patientin (wie bezeichnen wir übrigens diese Kombination von Hautveränderung und Muskelerkrankung?):

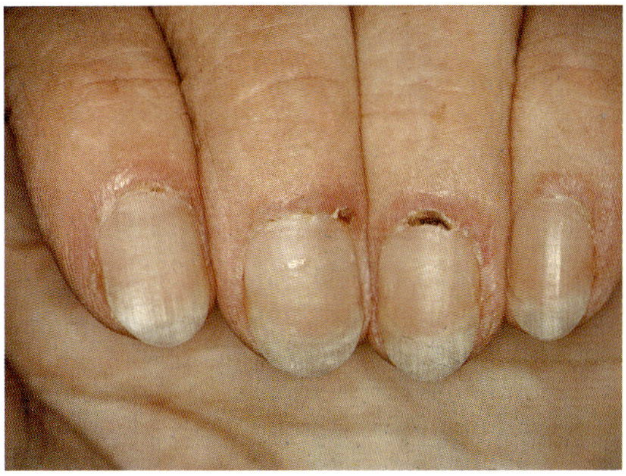

*Fall 6/7:* 18jährige Frau. Dermatomyositis (rechte obere Abb.).

▷

*Fall 6/8:* 61jährige Frau. Dermatomyositis bei metastasierendem Ovarialkarzinom mit Nagelfalzveränderungen.

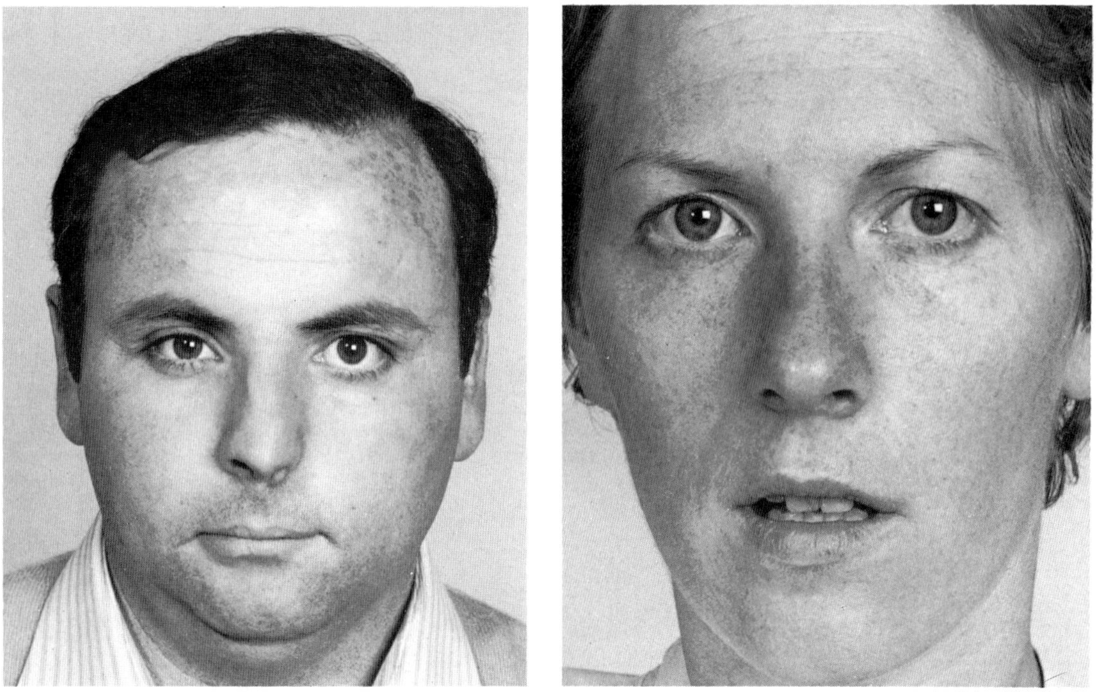

Das Gesicht beider Patienten ist hier in Ruhe dargestellt. Beide sind „fast“ normal. Einzig der Mann zeigt eine kleine Besonderheit der Lidspalte: Sie ist links etwas weiter.

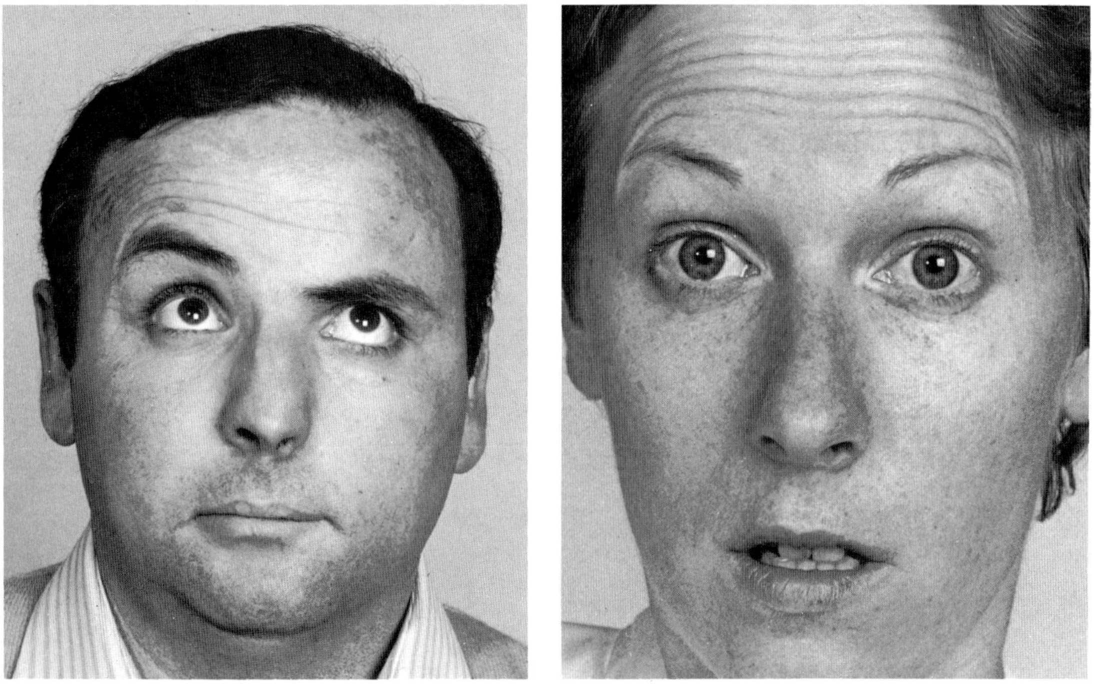

Beim Stirnrunzeln ist dann allerdings ein sehr deutlicher Unterschied sichtbar:

Der Mann hat eine deutliche Schwäche links.

Die Frau zeigt keinen sicheren Unterschied.

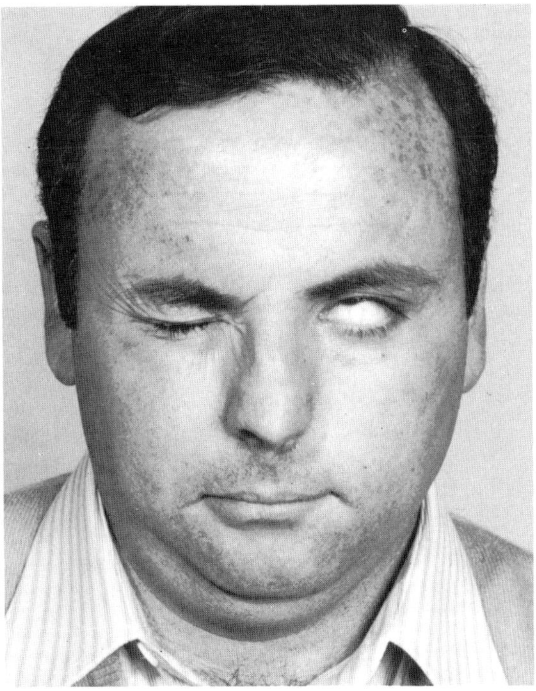

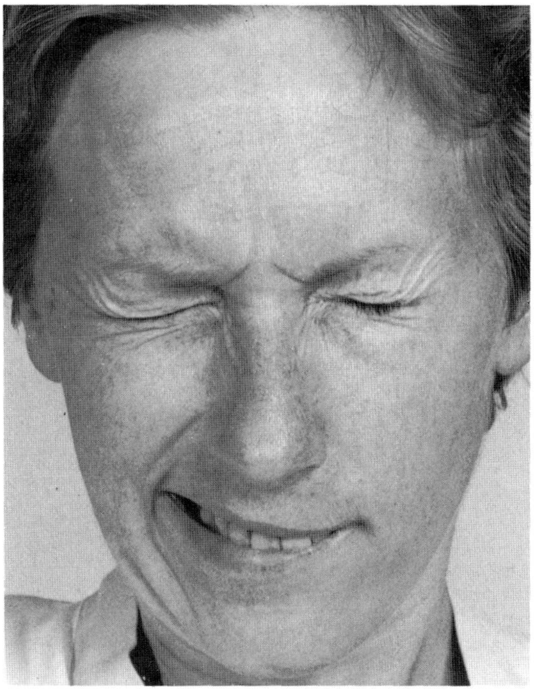

Beim kräftigen Lidschluß ist bei beiden die Differenz sehr eindrücklich:

Beim Mann ist der vollständige Augenschluß links unmöglich und der linke Bulbus bleibt sichtbar. Hierbei wendet sich der Augapfel nach oben (wie heißt dieses Phänomen?).

Bei der Frau ist zwar der Lidschluß auch links vollständig, aber er ist deutlich schwächer als rechts. Die Wimpern bleiben links noch sichtbar (wie bezeichnen dies die Franzosen?)

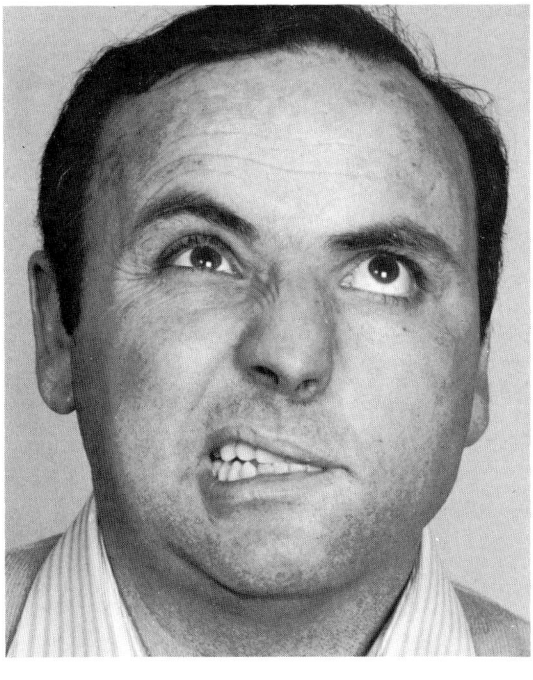

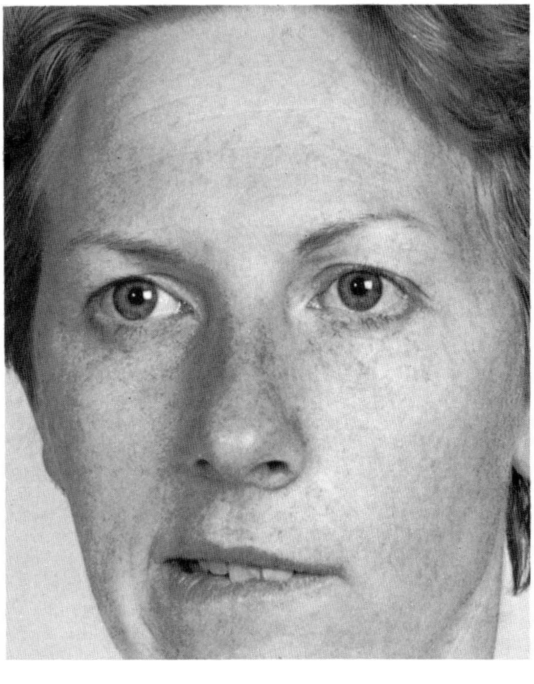

Beim Zähnezeigen bei beiden eine deutlich sichtbare Schwäche links.

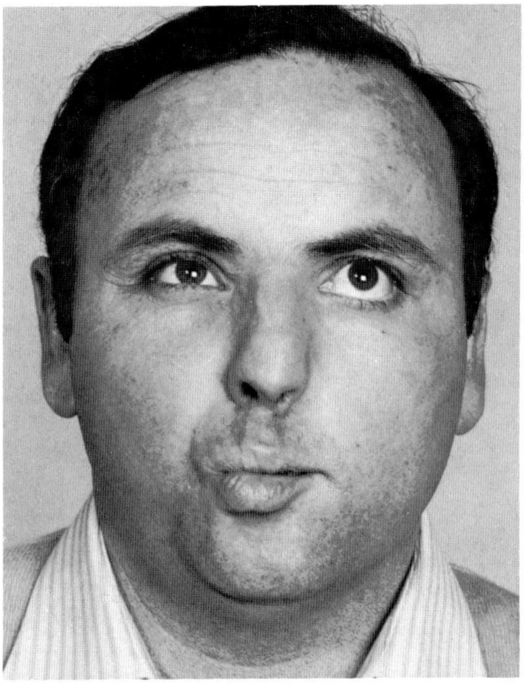

Auch beim Mundspitzen ist links eine deutliche Schwäche vorhanden.

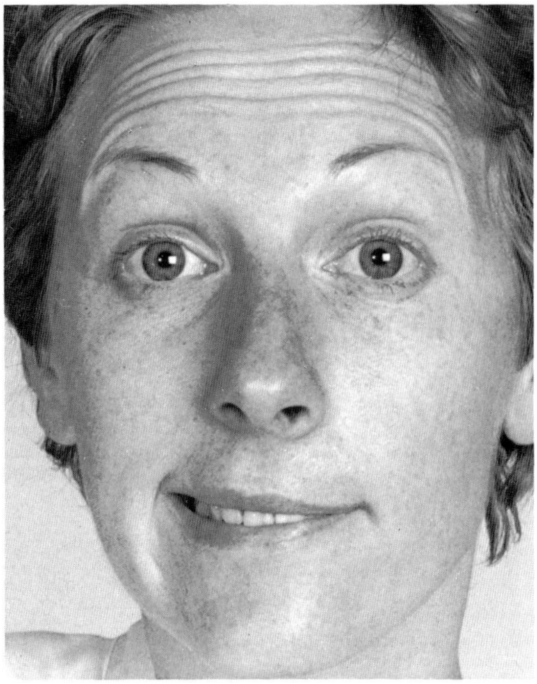

Der Unterschied zwischen der gut erhaltenen Funktion der linken Stirnseite und der deutlichen Schwäche des linken Mundastes ist auf diesem Bilde gut sichtbar.

Einer der beiden Patienten hat eine zentrale Lähmung des Gesichtes, der andere eine periphere Facialisparese. Welcher? Und warum?

*Fall 7/1:* 36jähriger Mann. Totale (postoperative) periphere Facialisparese links. Charakteristisch ist der unvollständige Lidschluß. Hierbei wendet sich der Bulbus nach oben (Bellsches Phänomen).

*Fall 7/2:* 30jährige Frau. Zentrale Gesichtslähmung links im Rahmen einer linksseitigen Hemiparese bei cerebraler Durchblutungsstörung. Typisch ist der viel stärkere Befall des Mundastes. Der Lidschluß ist immer möglich, unter Umständen bleiben aber die Wimpern sichtbar. Die Franzosen sprechen vom „signe des ciles“.

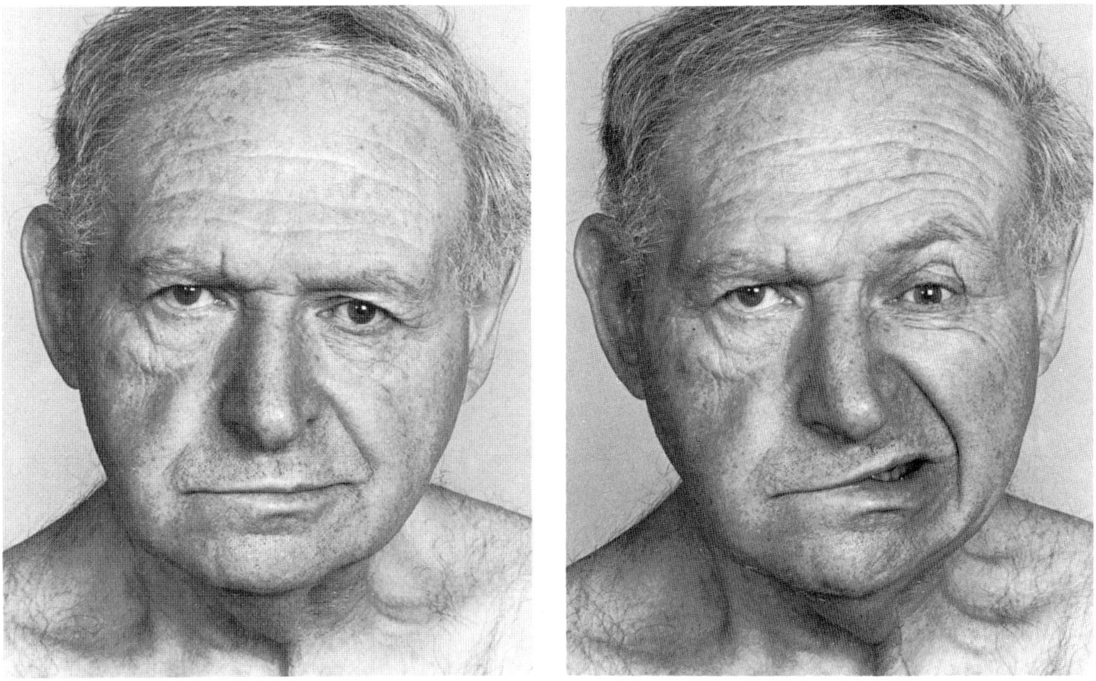

Bei diesem Patienten fällt in Ruhe schon etwas auf. Was?

Der Mundwinkel rechts war schon in Ruhe etwas schlaff. Die Parese ist beim Zähnezeigen dann eindeutig. Beachten Sie aber auch die Innervation der Stirnmuskulatur!

▷

Im vorliegenden Fall weist die Bläscheneruption an der rechten Ohrmuschel auf die Ursache der Gesichtslähmung rechts hin. Was liegt vor?

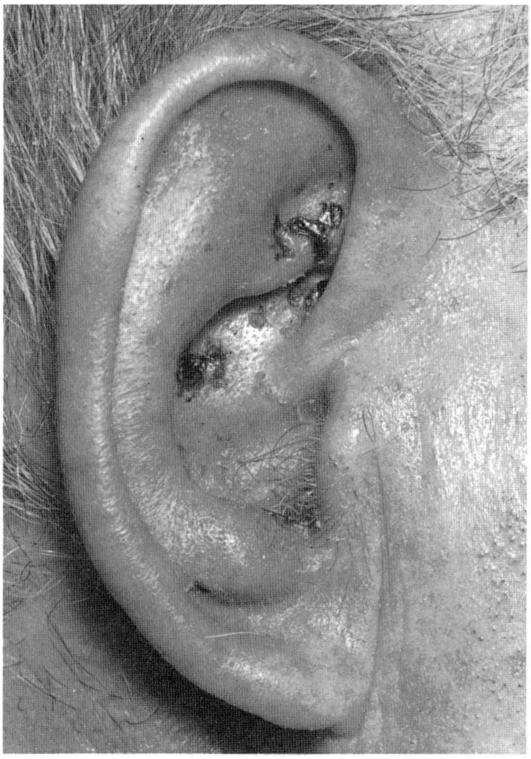

*Fall 8/1:* 73jähriger Mann. Periphere Facialisparese rechts bei Zoster oticus.

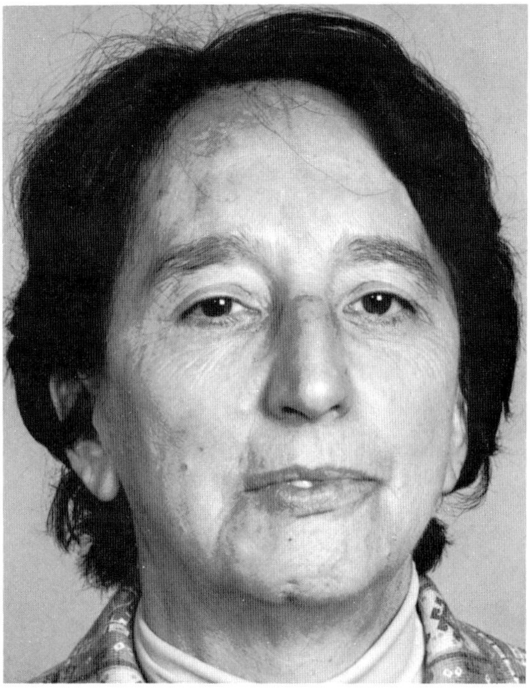

Auch diese 58jährige Patientin hat vor einigen Jahren die Lähmung einer Gesichtsseite durchgemacht. In Ruhe sehen Sie ihr nichts an. Welche Seite betroffen war und welcher Lähmungstyp vorgelegen hatte, sehen Sie erst auf den nachfolgenden Bildern.

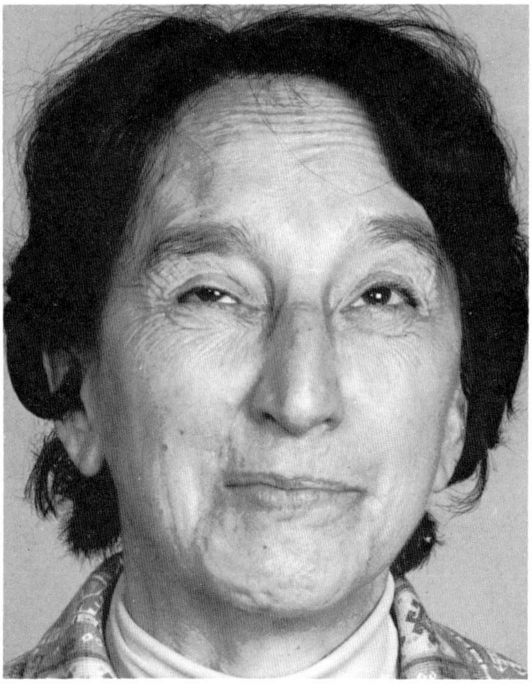

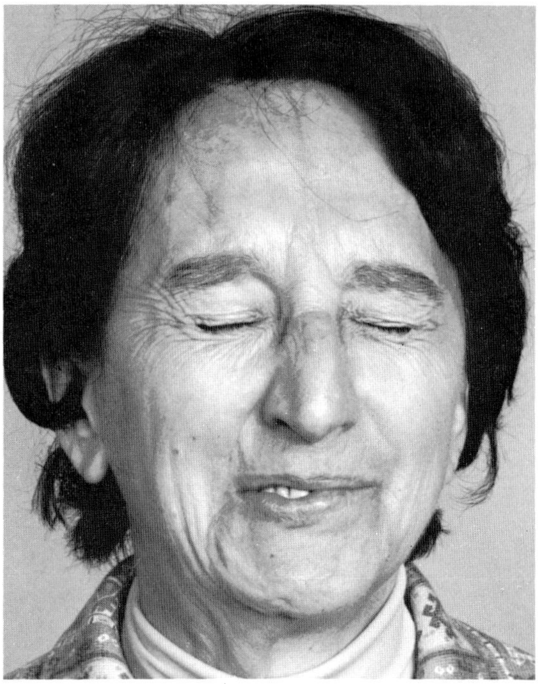

Sowohl beim Stirnrunzeln, als auch beim Augenschluß

fällt Ihnen nebst einer etwas schwächeren Innervation der rechten Gesichtsseite noch etwas weiteres auf, ebenso

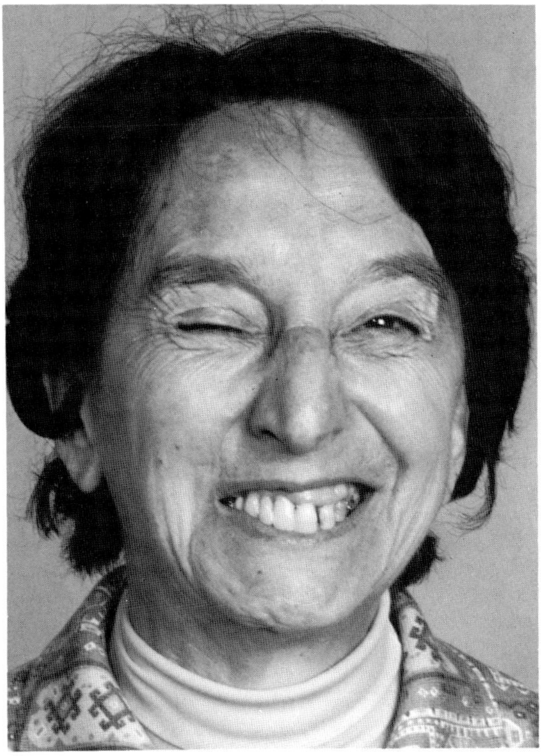

beim Zähnezeigen

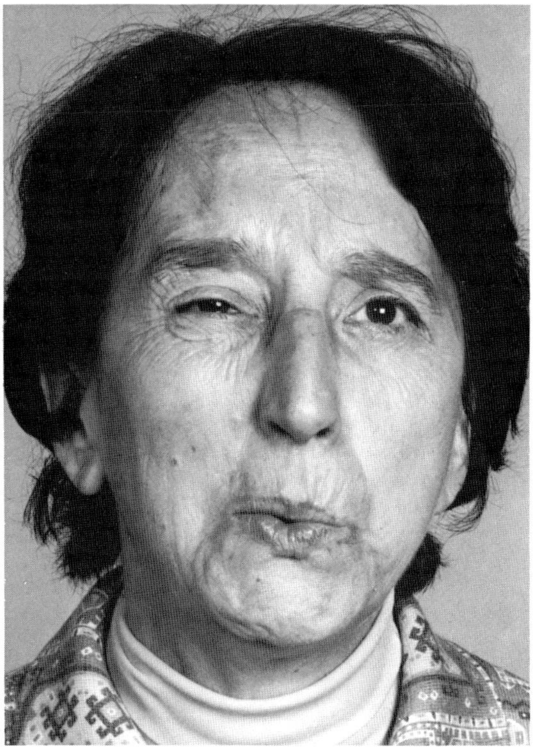

und beim Pfeifen.

Jawohl, in beiden Fällen werden andere Muskeln der betroffenen rechten Gesichtsseite in abnormer Weise mitinnerviert. Man verwendet hierfür einen bestimmten Ausdruck, welchen?

*Fall 8/2:* Status nach (kryptogenetischer) peripherer Facialisparese rechts. Masseninnervation. Die aktive Innervation einer Muskelgruppe im Gesicht erzeugt wegen Fehlsprossung der Axone immer auch die Mitinnervation anderer Muskelgruppen (pathologische Mitbewegungen).

Versuchen Sie die nachfolgende Beobachtung richtig zu deuten:

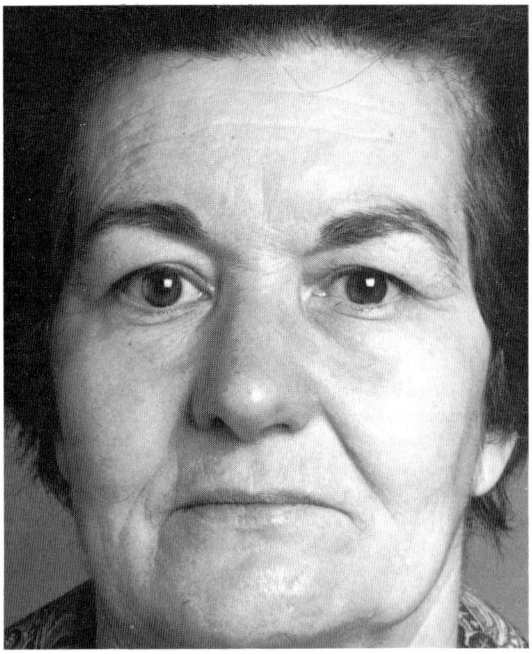

In Ruhe fällt nichts sicher Pathologisches auf,

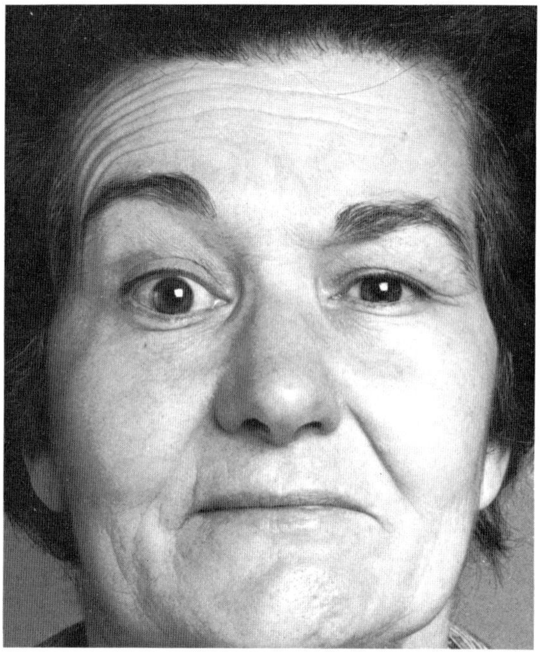

das Stirnrunzeln ist links etwas weniger kräftig als rechts (und außerdem fällt hierbei noch etwas auf!).

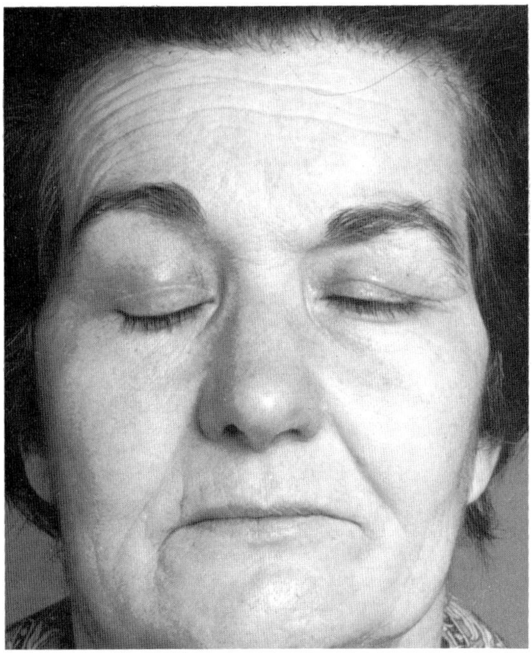

Bei leichtem Augenschluß keine signifikante Asymmetrie,

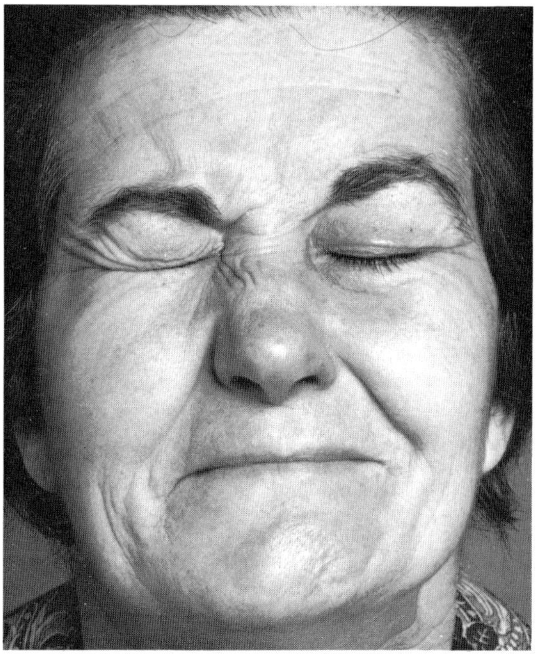

bei kräftigem Augenschluß Sichtbarbleiben der Wimpern links (vgl. S. 21)

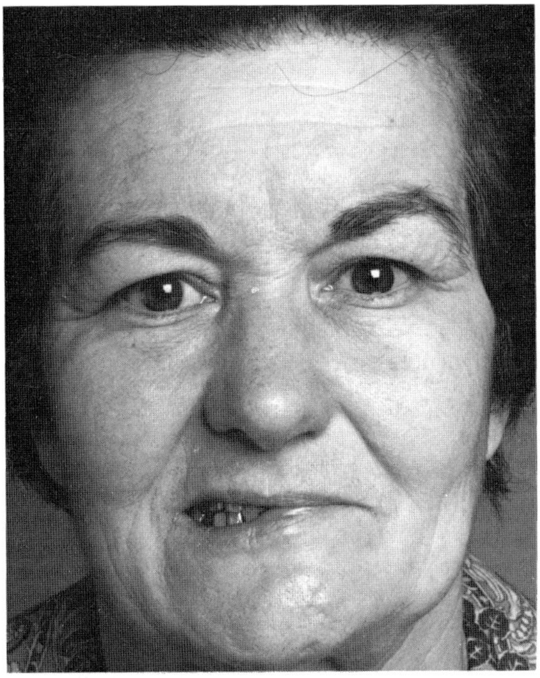

Beim leichten Zähnezeigen ist die Mundastschwäche links deutlich,

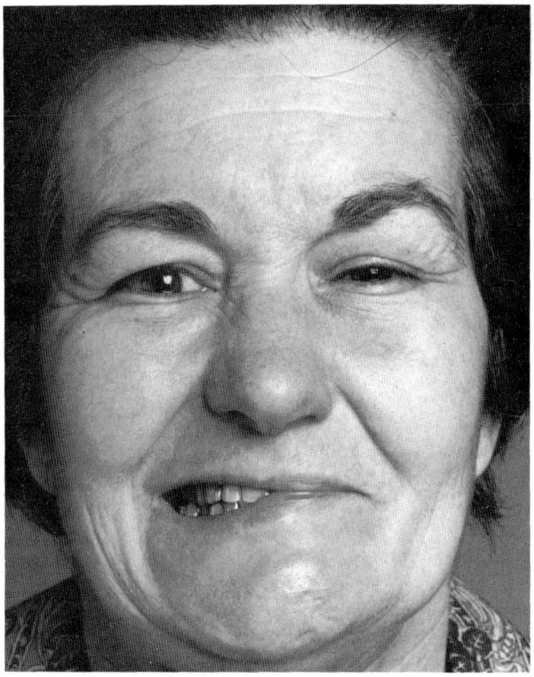

bei kräftigem Zähnezeigen aber fällt noch etwas auf (wie bereits oben beim Stirnrunzeln).

Die wichtige Frage lautet, ob Patient 8/3 eine zentrale oder eine periphere Facialisparese links aufweist.

*Fall 8/3:* Restparese nach einer peripheren Facialisparese links. Für die Diagnose entscheidend ist die Masseninnervation bei kräftiger Kontraktion der Gesichtsmuskulatur.

Zum grundsätzlich gleichen Phänomen gehört auch die nächstfolgende Fallbeobachtung:

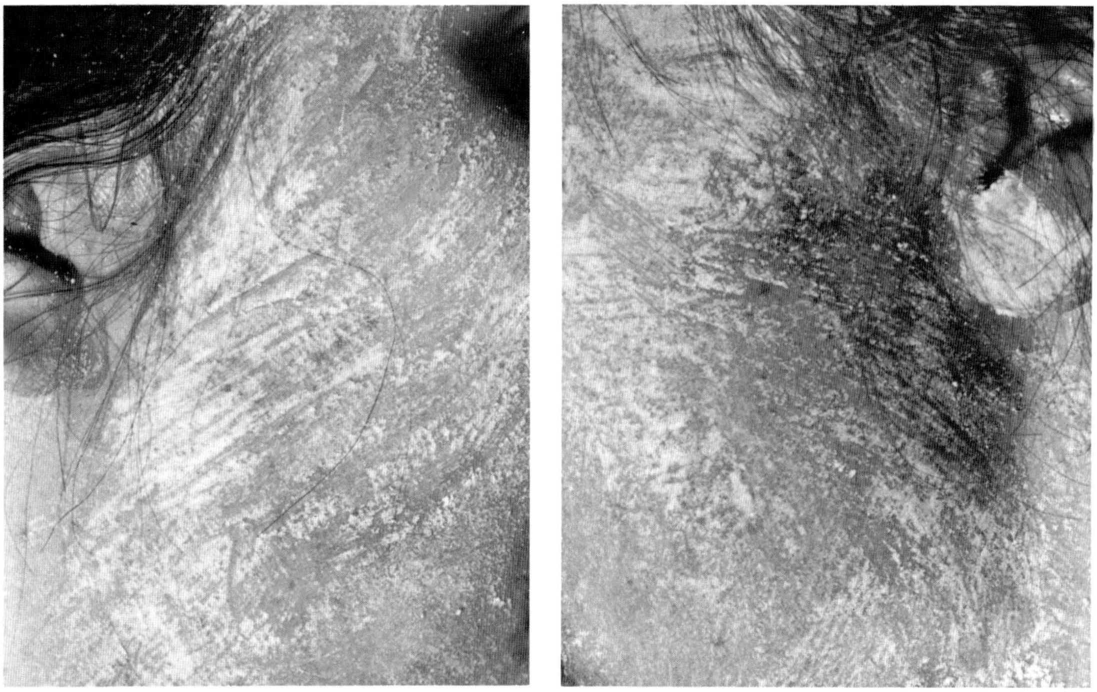

Diese 33jährige Patientin beklagt sich darüber, daß sie beim Essen auf der linken Wangenseite vor dem Ohr abnorm stark schwitze! Dies kann mittels Schweißtest (Schweißabsonderung erzeugt eine Schwarzfärbung des applizierten Jod-Stärke-Pulvers) objektiviert werden. Tatsächlich

verfärbt sich das Puder auf der rechten Seite nicht,

während es links beim Essen eines sauren Apfels zu einer Schweißabsonderung und schwarzen Verfärbung des Pulvers kommt.

Die Patientin berichtet, daß sie vor Jahren eine vollständige Gesichtslähmung links durchgemacht hatte, von der sie sich aber gut erholt habe. Welches ist der Pathomechanismus des oben geschilderten Phänomens?

*Fall 8/4:* Geschmacksschwitzen links nach peripherer Facialisparese links. Durch Fehlsprossung sind Fasern für die Glandula parotis zu den Schweißdrüsen der Haut gelangt.

Beide Patienten zeigen eine anfallsweise, nicht rhythmische Innervation aller mimischen Gesichtsmuskeln auf der rechten Seite. Auch der M. platysma, der ebenso wie die mimische Muskulatur vom N. facialis versorgt wird, beteiligt sich an der anfallsweisen Kontraktion.

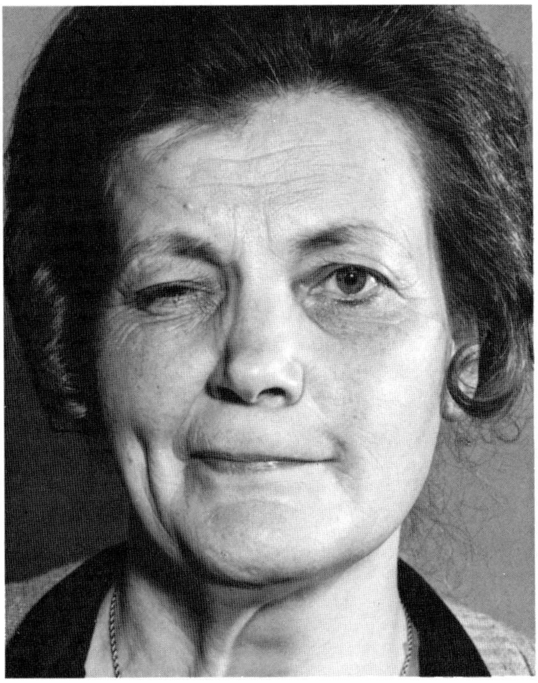

Bei dieser 37jährigen Patientin stellte sich die Störung ohne faßbare Ursache ein und blieb über viele Jahre unverändert.

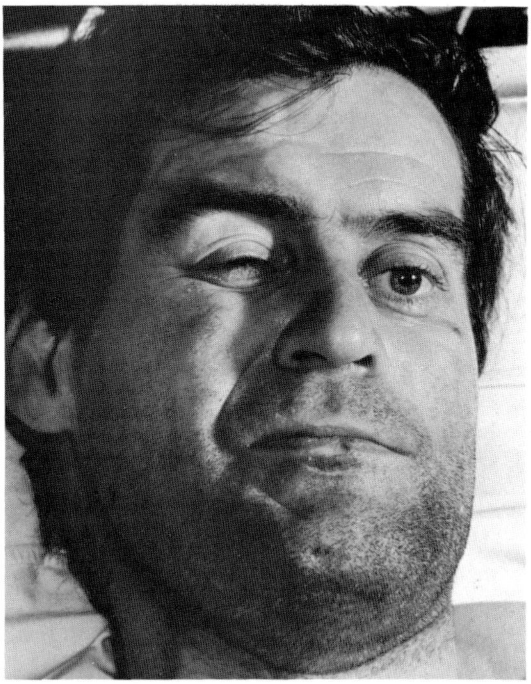

Bei diesem 38jährigen Manne waren nebst den Muskelkontraktionen im Gesicht zunehmende Zeichen eines Hirnstammprozesses mit Ausfällen von seiten der langen Bahnen und später mit Hirndruckzeichen vorhanden (s. EMG nächste Seite).

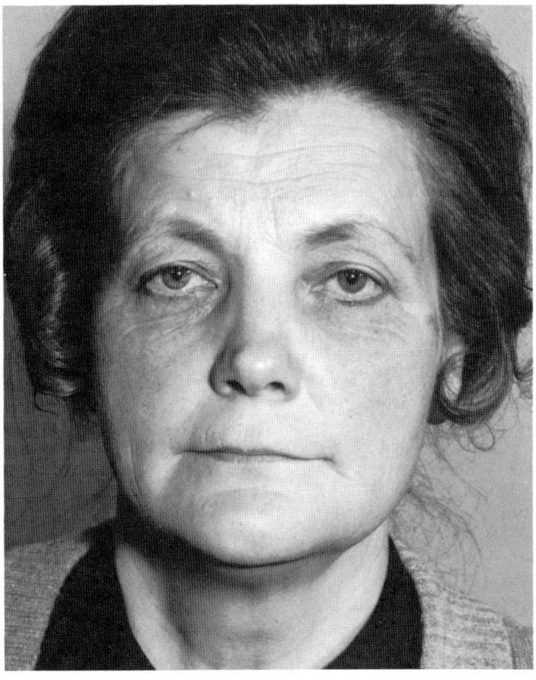

◁

Zwischen den einzelnen kurzdauernden Episoden von synchroner einseitiger Muskelkontraktion der facialisinnervierten Muskeln waren die Gesichter völlig symmetrisch, wie hier am Beispiel von Fall 9/1 gezeigt. Wie bezeichnet man dieses, intermittierend an der Gesichtsmuskulatur zu beobachtende Phänomen?

*Fall 9/1:* 37jährige Frau mit hemifacialem Spasmus unbekannter Ätiologie.

Daß alle Muskeln absolut synchron sich kontrahierten, war in beiden Fällen klinisch deutlich und ergab sich aus einer Nadelmyographie im Fall 9/2.

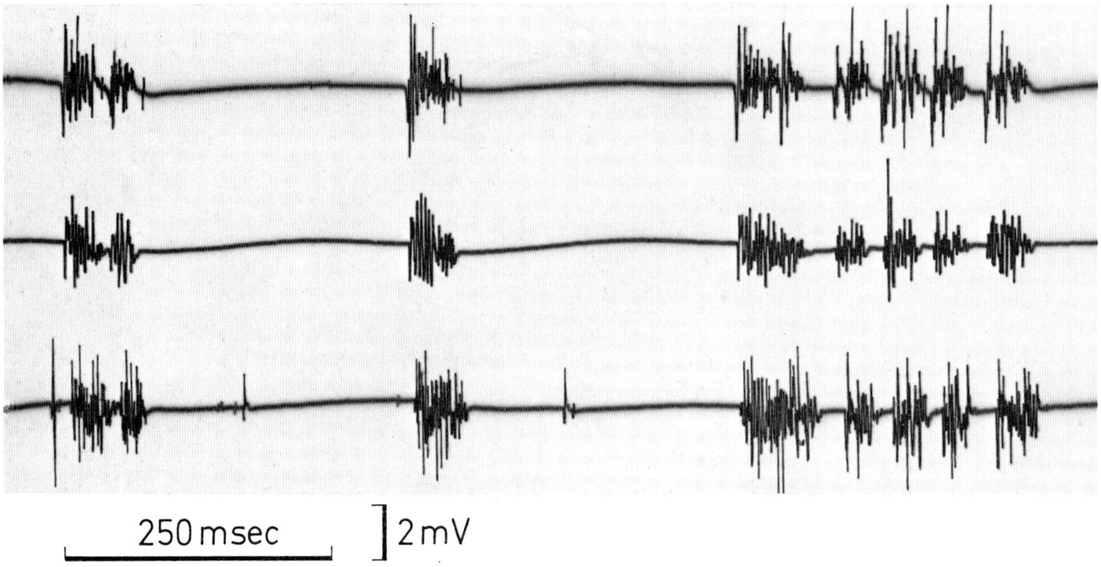


Simultane Ableitung aus dem M. frontalis *(oben)*, M. orbicularis oculi *(Mitte)* und M. orbicularis oris *(unten)* bei rechtsseitigem hemifacialem Spasmus

*Fall 9/2:* 38jähriger Mann mit hemifacialem Spasmus bei Hirnstammgliom.

Der nachfolgend gezeigte 45jährige Patient ist gar nicht so krank, wie es zunächst zu sein scheint.

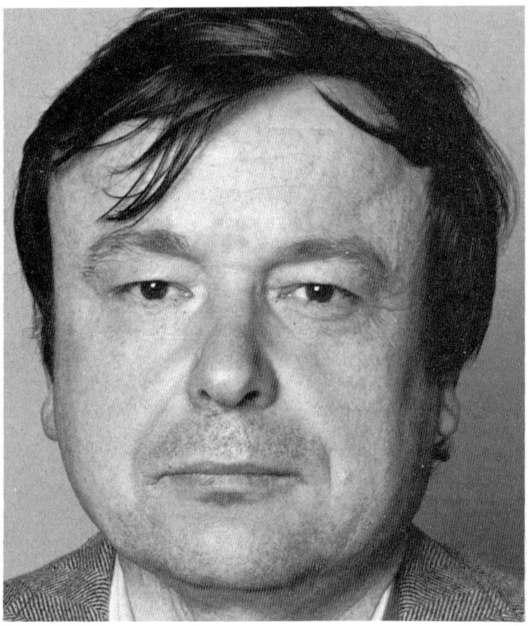

In Ruhe fällt gar nichts auf.

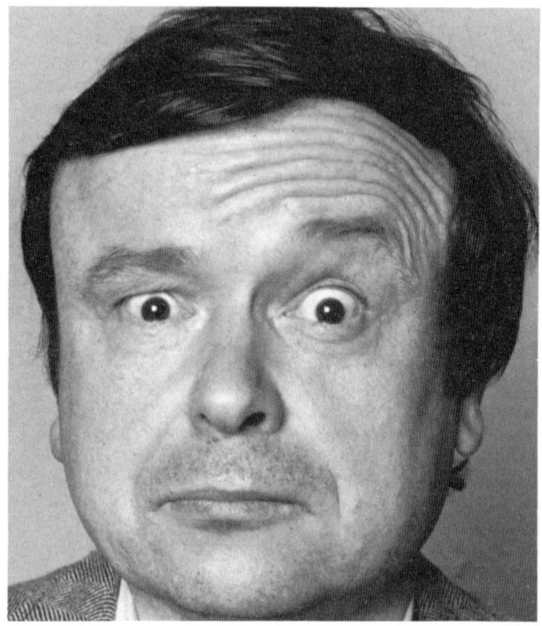

Beim Stirnrunzeln deutliche Parese rechts.

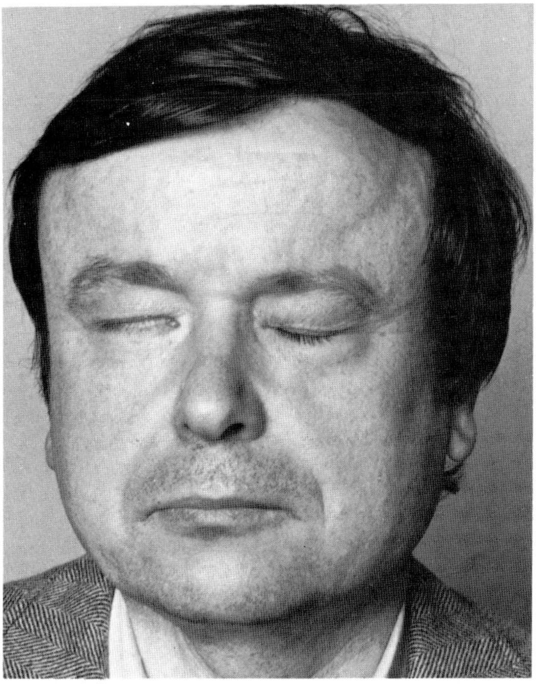

Bei leichtem Augenschluß bleibt der rechte Bulbus sichtbar

Wie heißt übrigens dieses Phänomen?

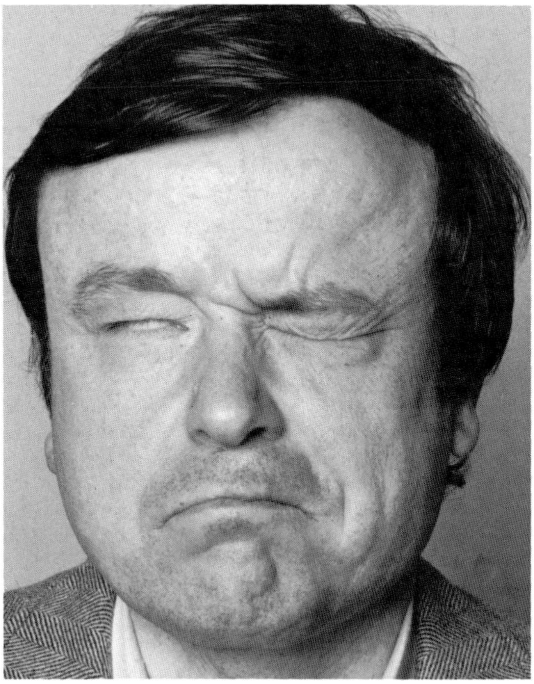

und sogar beim forcierten Augenschluß. Der Bulbus wird nach oben gewendet.

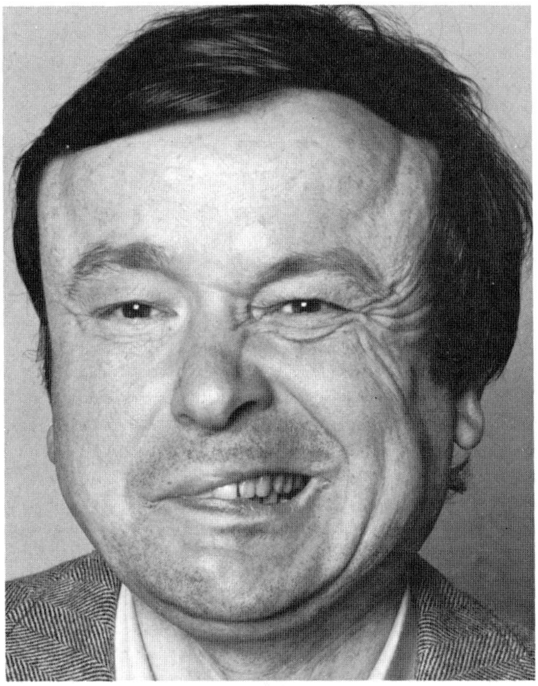

Bei Zähnezeigen ist die rechtsseitige Lähmung der Gesichtsmuskulatur deutlich.

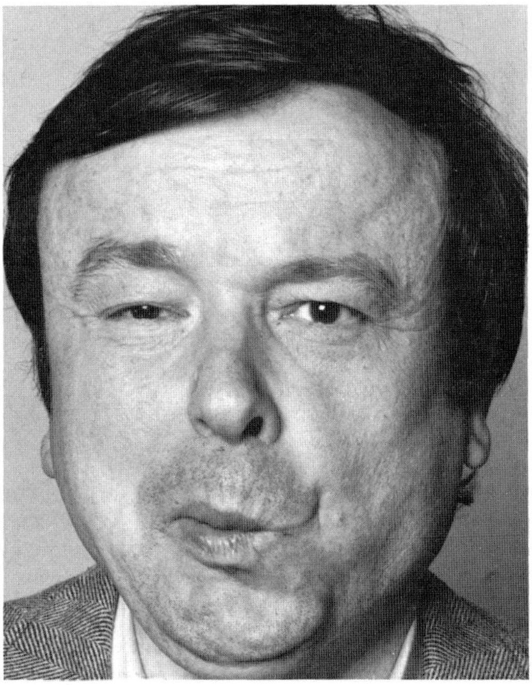

Beim Pfeifen Mitbewegung des Orbicularis oculi rechts (mit engerem Lidspalt).

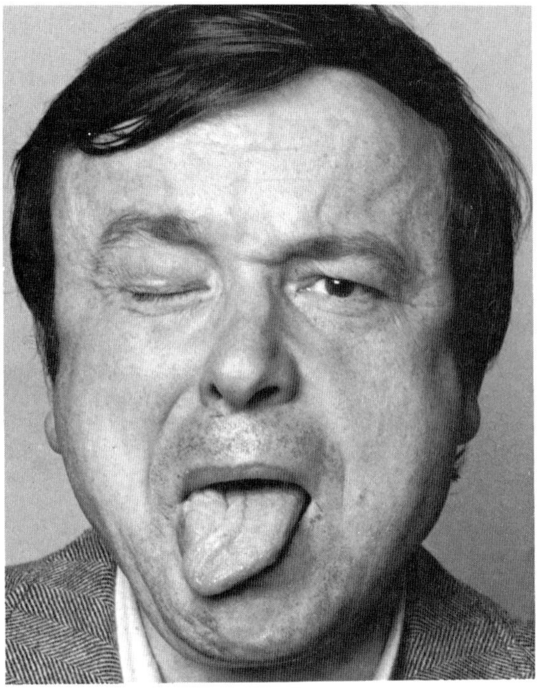

Beim Herausstrecken der Zunge weicht diese nach rechts ab. Die rechte Zungenhälfte erscheint auch etwas atrophisch und vor allem wird beim Herausstrecken der Zunge das rechte Auge geschlossen und der rechte Mundwinkel aktiv retrahiert. Man kann also von einer „Mitinnervation" sprechen. Was liegt also beim Patienten 9/3 vor (denken Sie an die modernen Therapiemöglichkeiten bei peripherer Facialisparese)? Zur Differentialdiagnose der atrophischen Zungenhälfte (s. auch S. 68).

*Fall 9/3:* Mikrochirurgische operative Therapie einer totalen peripheren Facialisparese rechts durch eine hypoglosso-faciale Anastomose (im Anschluß an die Operation eines Acusticusneurinoms rechts). U. a. ist beim forcierten Augenschluß das Bellsche Phänomen gut sichtbar. Das Herausstrecken der Zunge bewirkt entsprechend der erfolgten Aussprossung von Hypoglossus-Axonen in den distalen Facialisstamm forcierte Mitbewegungen der Gesichtsmuskulatur. Die rechte Zungenhälfte allerdings ist partiell denerviert und deshalb atrophisch. Dementsprechend Abweichen der Zunge nach rechts beim Herausstrecken.

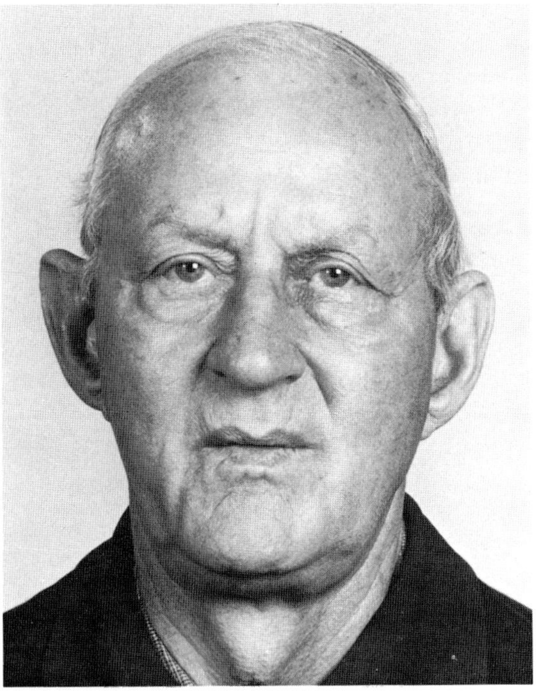

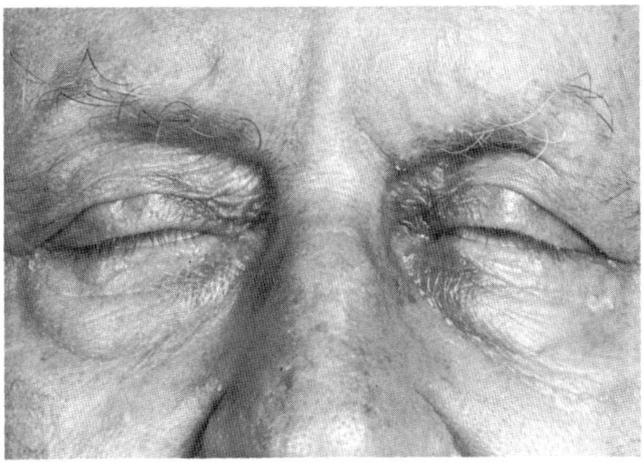

Bei der Aufforderung, seine Augen maximal kräftig zuzuklemmen, kann er die Lider nur ganz mangelhaft schließen.

Dieser 71jährige Mann hat auffallend schlaffe Gesichtszüge.

Er hatte seit einigen Monaten die oben demonstrierte Schwäche, die am Abend deutlicher als am Morgen war. Es war ihm aber auch aufgefallen, daß er beim Essen gegen Ende einer Mahlzeit zunehmend Mühe beim Kauen hatte. Zeitweise hatte er übrigens auch Doppelbilder, besonders am Nachmittag. Was war wohl die Ursache der Schwäche des Gesichtes und der Kaumuskeln?

*Fall 10/1:* 71jähriger Mann mit Myasthenia gravis (vorwiegend okuläre Form).

Beide Patientinnen wurden aufgefordert, ihre Augen zu schließen. Dies war bei beiden nicht möglich und die Bulbi blieben sichtbar.

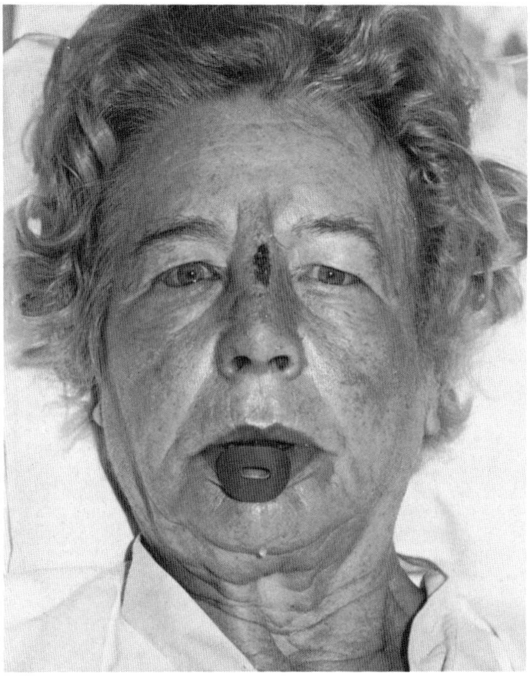

Diese 72jährige Patientin konnte außerdem den Mund wegen eines Trismus nicht öffnen. Beachten Sie auch die Kruste auf dem Nasenrükken.

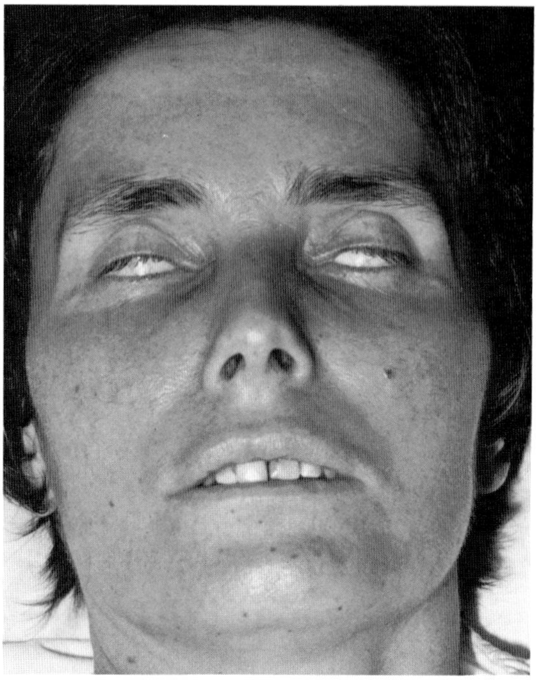

Die 40jährige Patientin wies die beidseitige Schwäche der Gesichtsmuskeln im Rahmen einer seit 2 Wochen progredienten Parese auf, zunächst mit Befall der Beine, dann der Arme und schließlich der Gesichtsmuskeln.

Diese Elemente sollten genügen, um die ätiologische Diagnose, d. h. die Ursache der beidseitigen Parese der Gesichtsmuskeln bei diesen beiden Patientinnen zu formulieren.

*Fall 10/2:* 72jährige, seit mehr als 30 Jahren nicht mehr gegen Tetanus geimpfte Frau, bei welcher nach Sturz im Garten mit Schürfwunde der Stirn ein Kopftetanus mit beidseitiger peripherer Facialisparese sich entwickelte.

*Fall 10/3:* 40jährige Frau mit einer Polyradikulitis Guillain-Barré und beidseitiger Mitbeteiligung des N. facialis.

Bei dieser Patientin liegt auch eine beidseitige Besonderheit des Gesichtes vor. Sie hat allerdings keine Schwäche der Gesichtsmuskeln, wohl aber eine auffallende Konfiguration der Wangen. Was mag dies wohl sein?

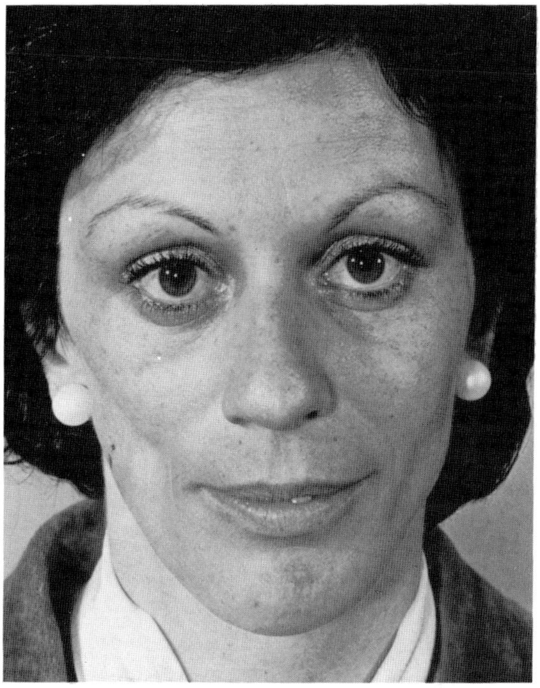

*Fall 10/4:* 28jährige Frau mit einer beidseitigen Lipoatrophie des Bichatschen Fettpfropfens. So könnte übrigens eine Lipodystrophia progressiva beginnen.

Diese 2 Patienten haben links einen engeren Lidspalt.

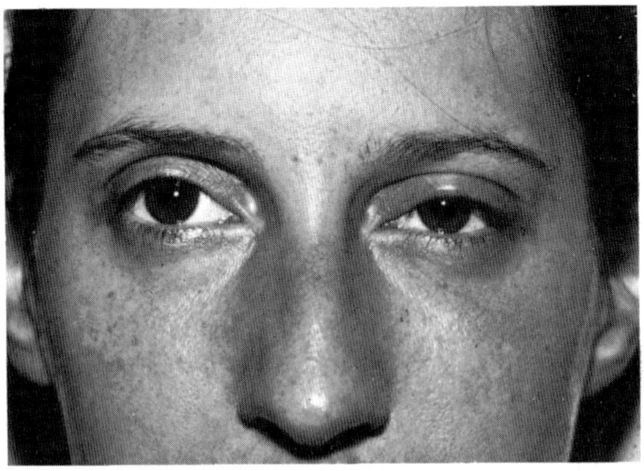

Bei dieser jungen Frau ahnt man auch ein leichtes Ödem des Lides und eine etwas engere Pupille links. Auf der Schwarz-Weiß-Aufnahme ist eine leichte Rötung der Periorbitalregion links nicht erkennbar. Bei ihr treten diese Phänomene anfallsartig zugleich mit intensiven Kopfschmerzen in der linken Orbital- und Temporalregion auf. Wie lautet Ihre Diagnose?

*Fall 11/1:* Anfall von linksseitiger Erythroprosopalgie (Bing-Horton-Neuralgie) mit homolateralem Horner-Syndrom.

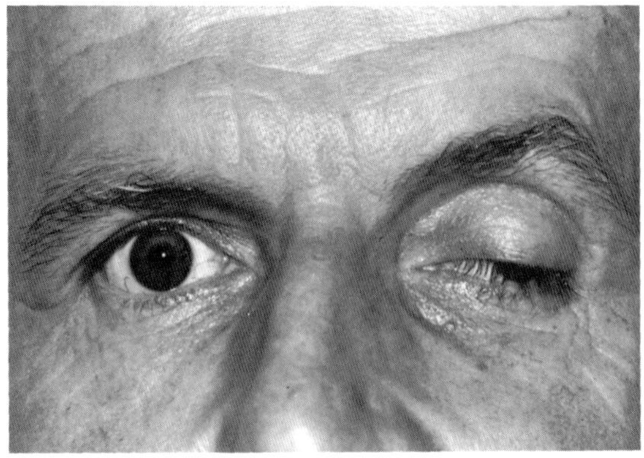

Bei diesem 50jährigen Mann trat die Ptose links zugleich mit intensiven Schmerzen im linken Stirnbereich und mit Doppelbildern in Erscheinung. Was fällt Ihnen außer der Ptose noch weiter auf?

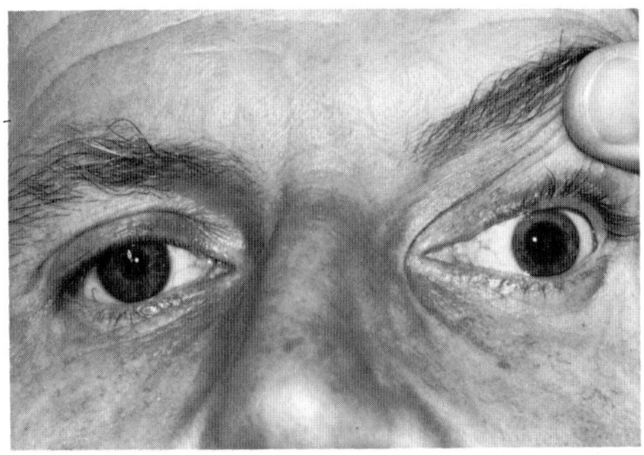

Das Abweichen des linken Bulbus nach temporal (bei somit intakter Funktion des M. rectus lateralis) ist jetzt noch deutlicher sichtbar, ebenso eine weite (und lichtstarre) Pupille. Die Diagnose ist nunmehr nicht schwer.

*Fall 11/2:* 50jähriger Patient mit Oculomotoriusparese bei sackförmigem Aneurysma der A. carotis links.

Auch diese beiden Patienten zeigen einen etwas engeren Lidspalt links.

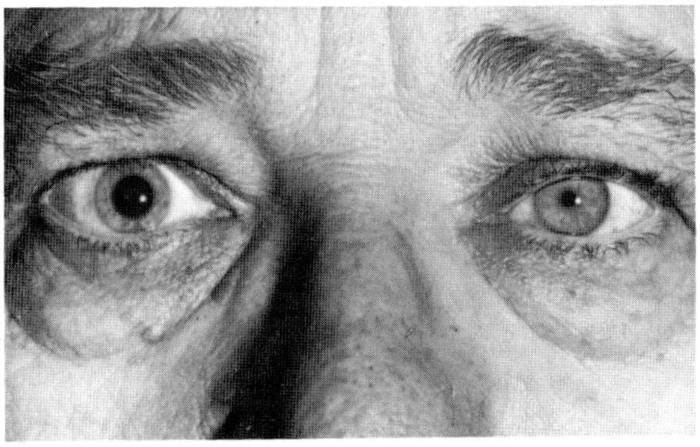

Der engere Lidspalt ist hier begleitet von einer Miose (und einer im Bilde nicht sichtbaren Hyperämie). Wie bezeichnet man dieses Syndrom?

*Fall 11/3:* Hornersyndrom im Rahmen einer Erythroprosopalgie (vgl. Fall 11/1 auf S. 36).

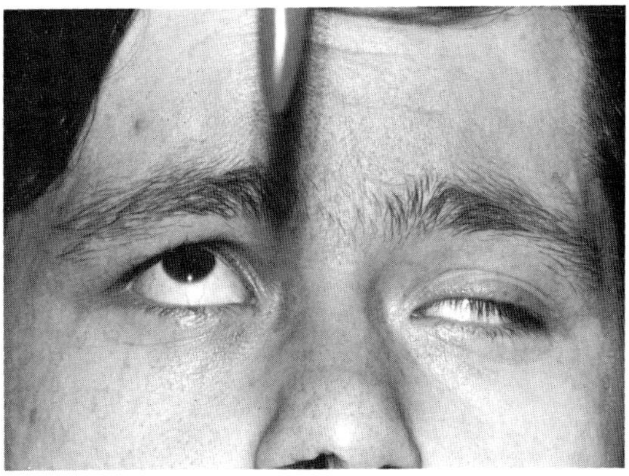

Bei diesem Patienten ist die Ptose links am Morgen weniger ausgeprägt. Dies muß bereits Verdacht auf eine bestimmte Krankheit wecken.

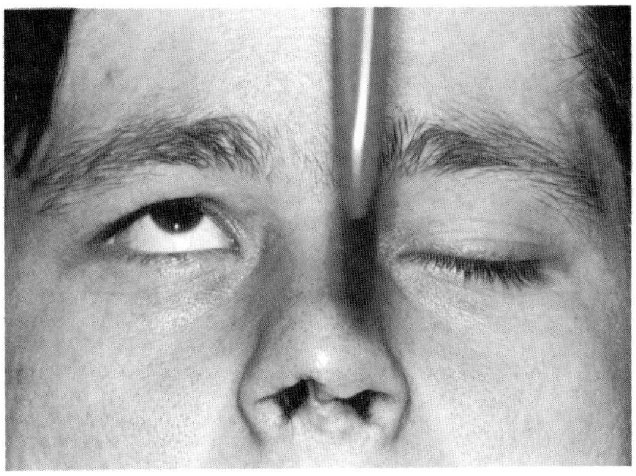

Wenn der Patient mehrmals hintereinander durch Nachblicken nach oben versucht, das Augenlid zu heben, nimmt die Ptose bis zum totalen Augenschluß zu. Sie können jetzt zweifellos die Diagnose stellen.

*Fall 11/4:* Myasthenia gravis bei einem 23jährigen Mann.

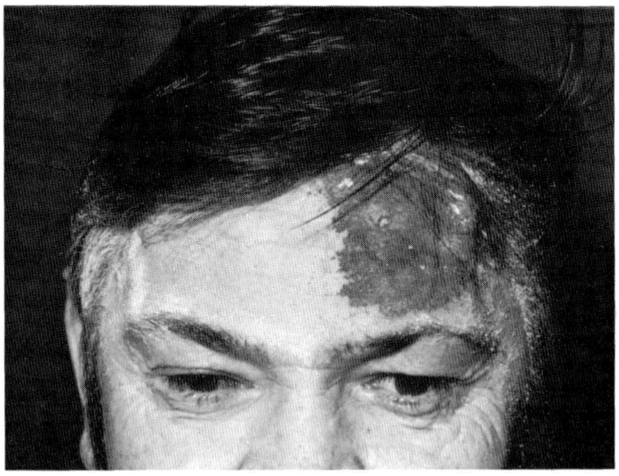

Ein gleiches Syndrom wie bei Fall 11/3 auf S. 37 wies dieser Patient auf der rechten Seite auf. Bei einem entsprechenden Test fehlendes Schwitzen auf der rechten Stirn- und Gesichtsseite, zugleich mit einer schmerzhaften unteren Armplexusparese. Was vermuten Sie?

*Fall 11/5:* Lungenspitzenprozeß bei 50jährigem Mann mit Läsion des unteren Armplexus und des sympathischen Grenzstranges. Klinisch ein Pancoast-Tumor.

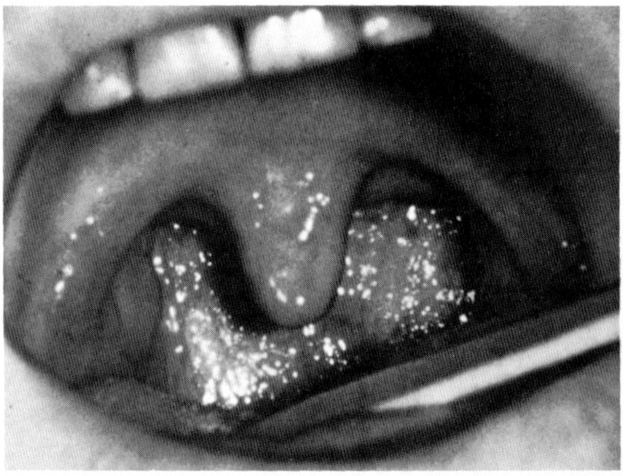

Rachenhinterwand in Ruhe. Das Gaumensegel hängt links ein wenig tiefer.

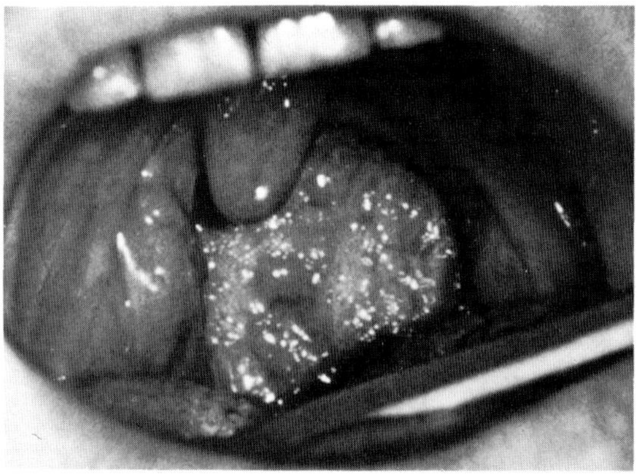

Rachenhinterwand beim Würgen. Die Uvula und die Rachenhinterwand selber werden nach rechts hinübergezogen.

Wie bezeichnet man das in den beiden obenstehenden Bildern (in einer Filmaufnahme) sichtbare Phänomen?

Der 58jährige Patient hatte schlagartig akuten Drehschwindel, Übelkeit und Heiserkeit aufgewiesen und zeigte bei der Untersuchung einen linksseitigen Horner, das oben gezeigte Phänomen an der Rachenhinterwand, einen Nystagmus, eine linksseitige Extremitätenataxie und eine dissoziierte Sensibilitätsstörung auf der rechten Körperseite. Sie können nun die Diagnose stellen.

*Fall 11/6:* 36jähriger Mann mit einem Kulissenphänomen bei linksseitigem Wallenberg-Syndrom.

Beide Patienten weisen seit Geburt eine Ptose rechts auf.

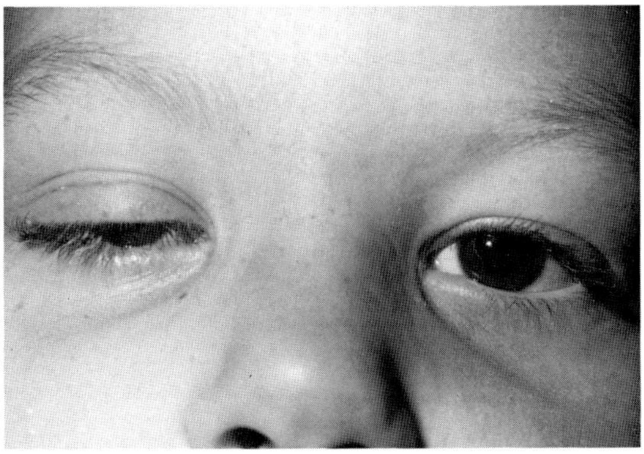

Bei diesem 5jährigen Kind, bei welchem außer der rechtsseitigen Ptose keine neurologischen Besonderheiten vorliegen, denkt man besonders an drei verschiedene Ursachen.

*Fall 12/1:* Kongenitale Ptose rechts bei 5jährigem Kind. Eine Ptose im Rahmen einer geburtstraumatischen unteren Armplexusläsion rechts würde ähnlich aussehen, wäre aber von anderen Ausfällen begleitet. Eine Ptose bei Myasthenie und eine Ptose bei Marcus-Gunn-Phänomen wäre nicht konstant.

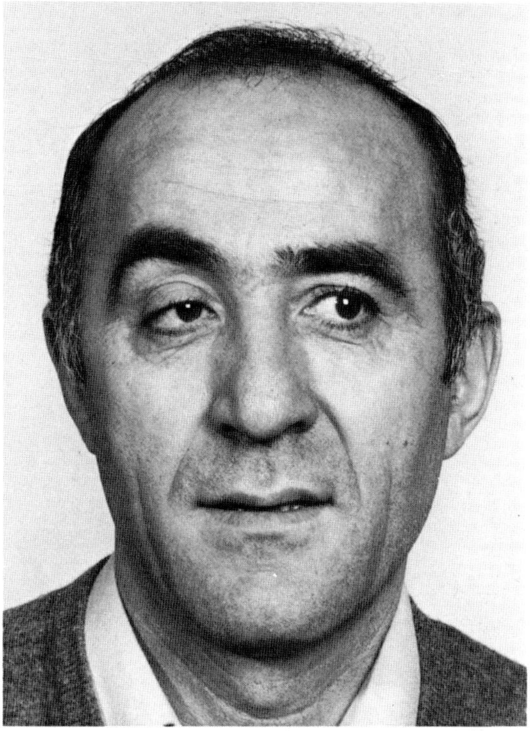

Auch dieser jetzt 50jährige Mann hat seit Geburt eine Ptose rechts. Auch er weist keine anderen ophthalmologischen oder neurologischen Besonderheiten auf. Hingegen kann bei ihm die Ptose modifiziert werden (s. S. 40):

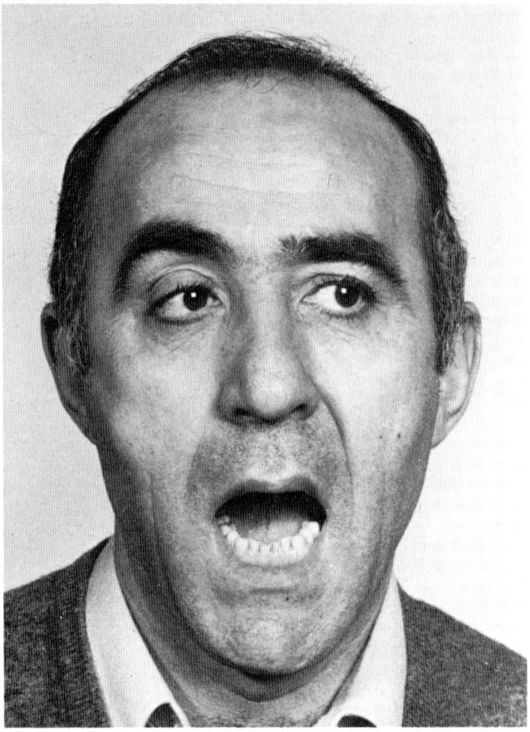

Schon beim Mundöffnen

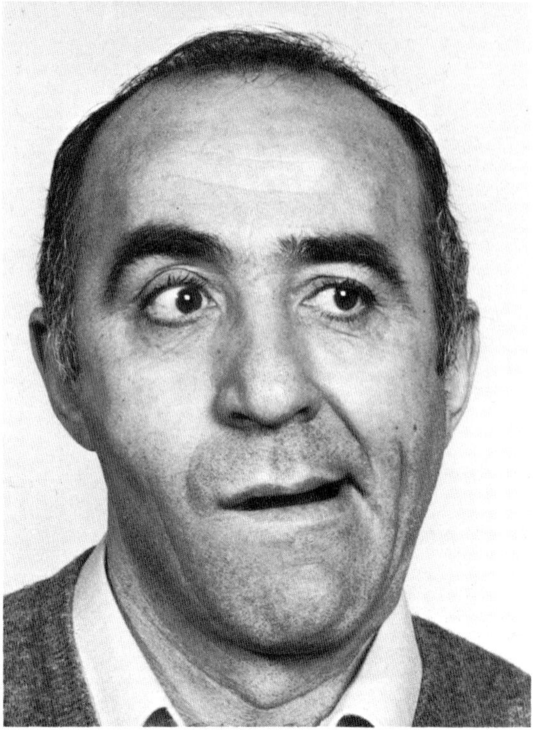

und noch deutlicher beim Verschieben des Unterkiefers verschwindet die Ptose, und der rechte Lidspalt wird sogar deutlich weiter als der linke. Wie heißt dieses seltene und harmlose Phänomen? Auf was beruht es?

*Fall 12/2:* Marcus-Gunn-Phänomen („winking jaw"). Durch Fehlverbindungen im Hirnstamm wirken sich motorische Trigeminusimpulse auf die sonst ungenügende Oculomotoriusinnervation des M. levator palpebrae aus.

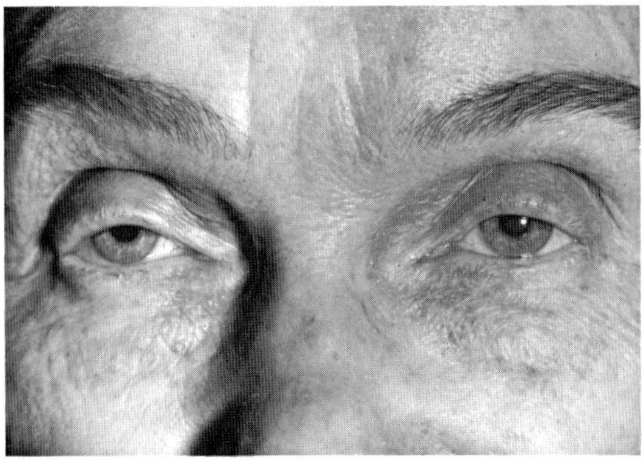

◁
Diese 77jährige Frau hat ebenfalls seit Geburt eine nicht progrediente, allerdings beidseitige Ptose.

*Fall 12/3:* Kongenitale beidseitige Ptose (oft familiär) bei 77jähriger Frau.

Bei diesen beiden Patienten trat die Ptose erst im höheren Alter aufgrund der gleichen Krankheit auf.

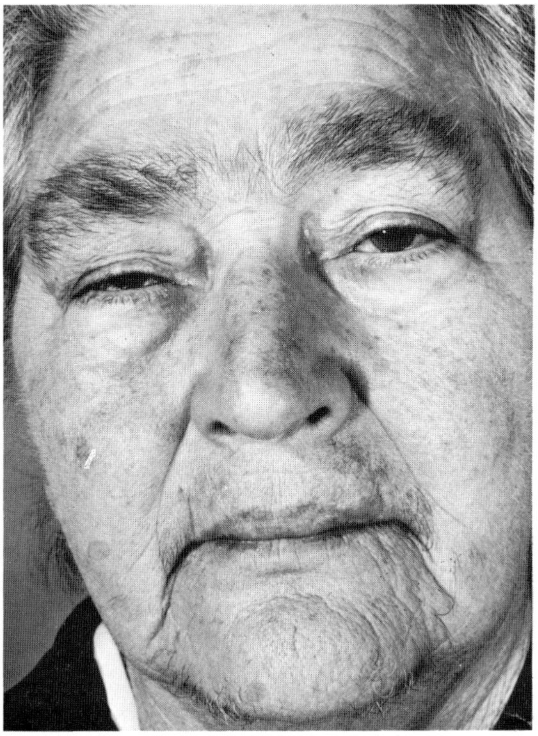

Bei dieser jetzt 71jährigen Frau besteht die beidseitige Ptose seit etwa 5 Jahren.

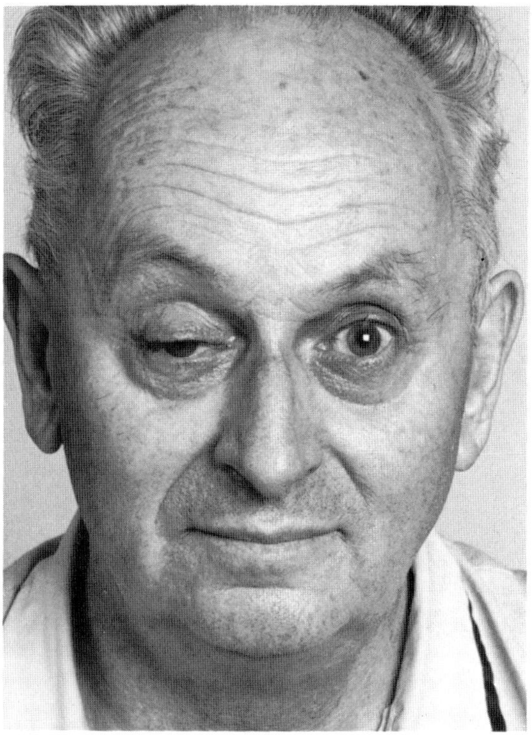

Bei diesem 64jährigen Mann besteht die einseitige Ptose erst seit wenigen Monaten (Forts. s. S. 42).

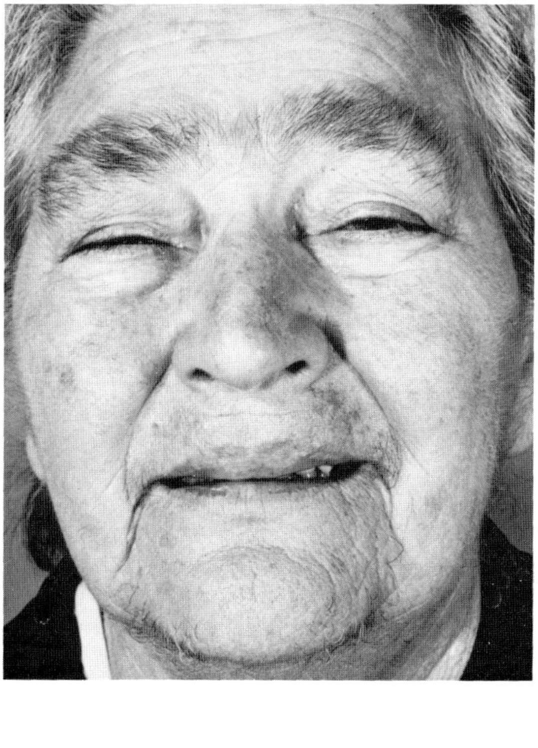

◁

Beim Lächeln fällt auch eine Kraftlosigkeit der Mundmuskelinnervation auf.

*Fall 13/1:* 71jährige Frau mit Altersmyasthenie und Befall fast aller cranialer Muskeln.

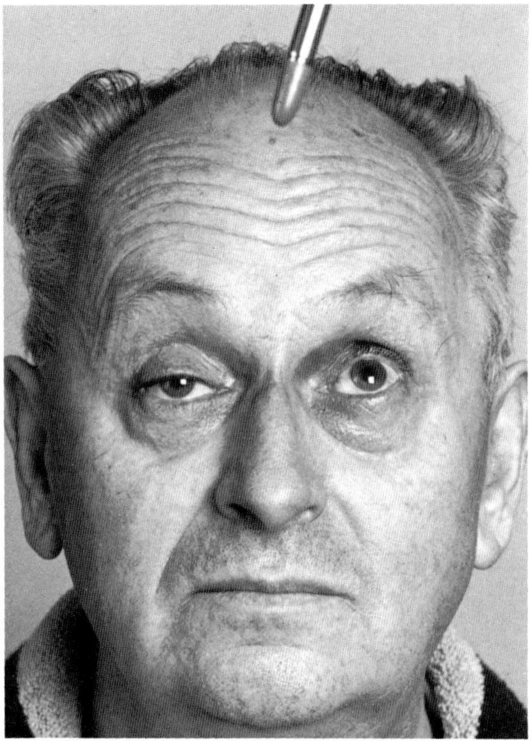

Beim Blick nach oben fällt auch ein Zurückbleiben des rechten Bulbus auf.

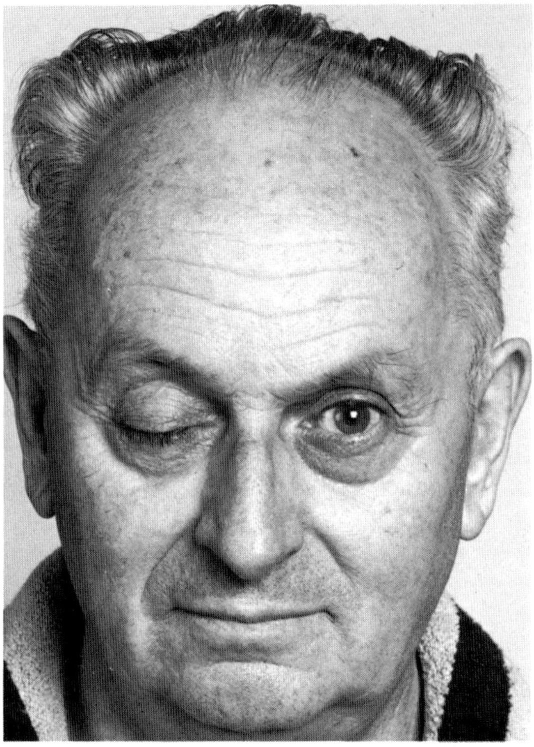

Nach wiederholtem Nachblicken nach oben kann das rechte Auge überhaupt nicht mehr geöffnet werden.

Bei beiden Patienten können Sie nunmehr sicher die Diagnose stellen.

*Fall 13/2:* 64jähriger Mann mit einer rein oculären Form der Myasthenie.

Beide Patienten haben eine progrediente Ptose beidseits, beide weisen noch andere pathologische Befunde auf, bei beiden kommt Ähnliches in der Familie vor.

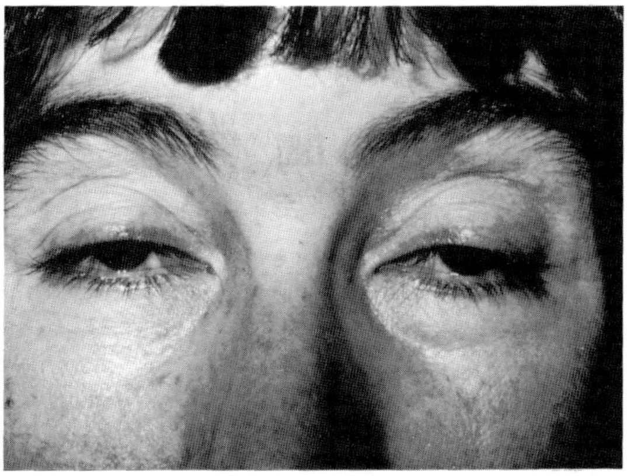

Bei der jetzt 43jährigen Frau hat sich die Ptose seit Kindheit ganz allmählich entwickelt.

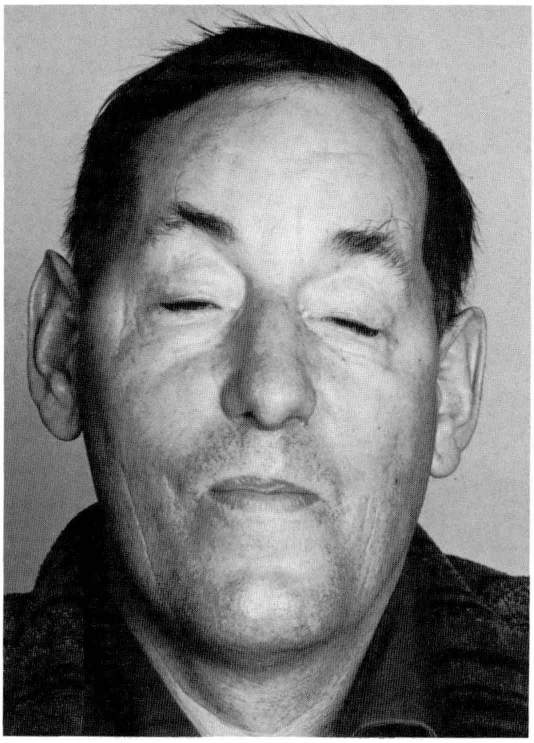

Bei diesem jetzt 52jährigen Mann ist die Ptose seit Jugend bekannt und hat allmählich zugenommen.

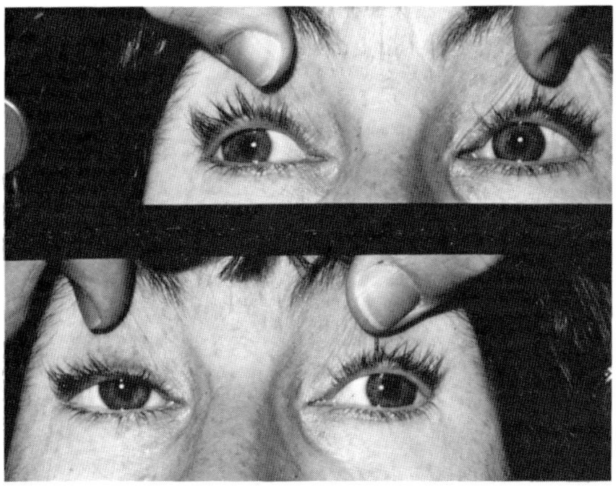

Das Prüfen der Bulbusmotilität zeigt eine praktisch vollständige Lähmung der Lateralbewegungen

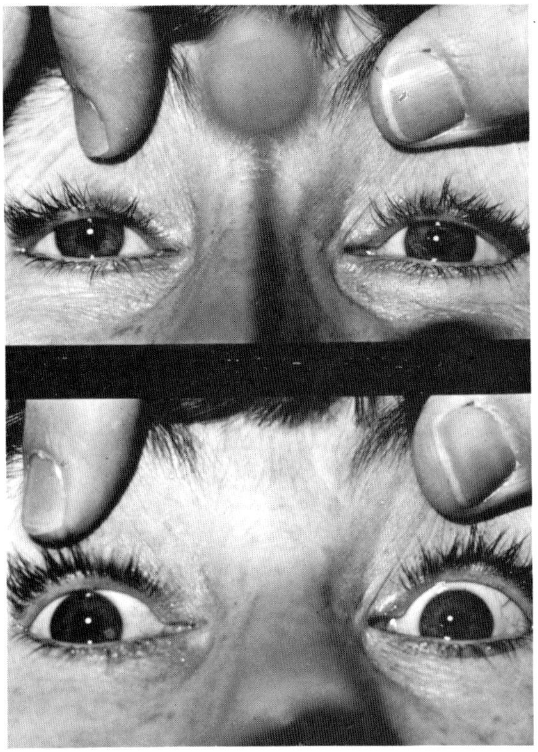

und einen totalen Ausfall der Vertikalbewegungen. Es bestehen auch Schluckstörungen, Schwäche der Nackenmuskulatur, Reizleitungsstörungen im EKG und abnorme Pigmentierung des Augenfundus. Ihre Diagnose?

*Fall 14/1:* 43jährige Frau mit einer oculären Myopathie (auch als oculo-pharyngeale Dystrophie bekannt) oder Kearns-Sayre-Syndrom.

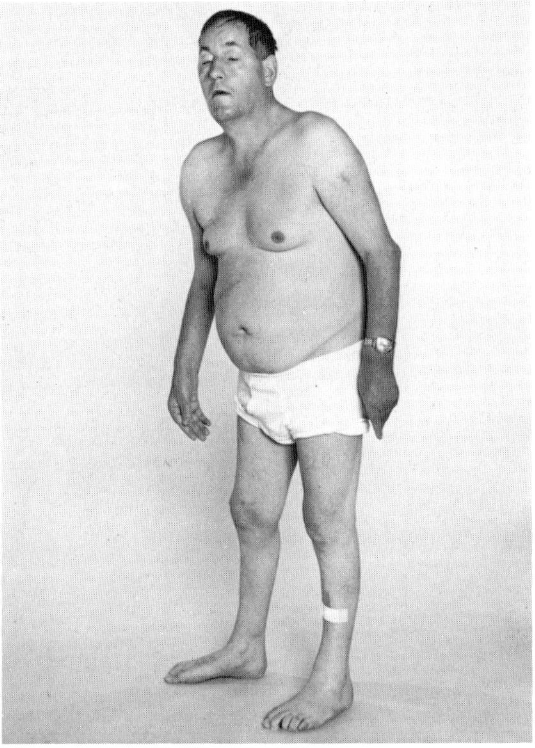

Er weist auch eine deutliche Atrophie der distalen Muskeln der oberen und unteren Extremitäten und eine progrediente Schwäche auf. Es besteht auch ein Katarakt beidseits. Wie lautet Ihre Diagnose?

*Fall 14/2:* 52jähriger Mann mit einer Dystrophia myotonica Steinert.

Beide Patienten versuchen zunächst ruhig geradeaus zu blicken:

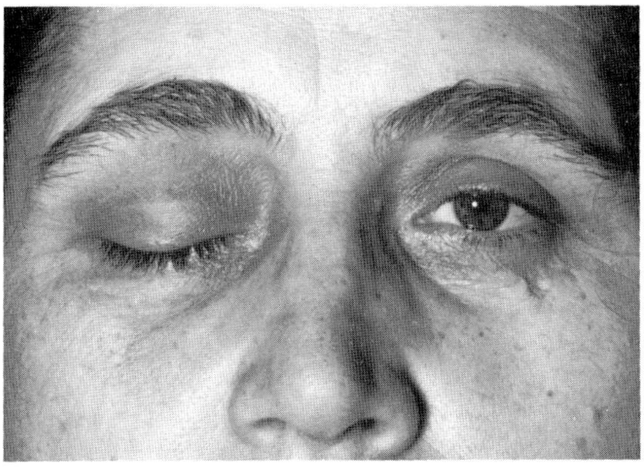

Es liegt hier eine vollständige Ptose rechts vor.

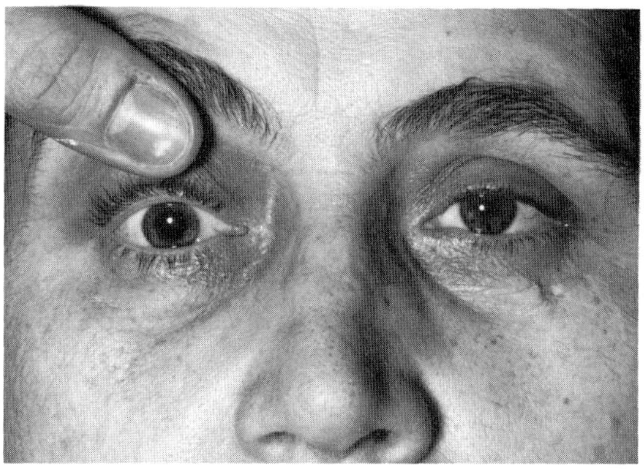

Die rechte Pupille ist weiter. Bulbi in Parallelstellung. Ihre Verdachtsdiagnose?

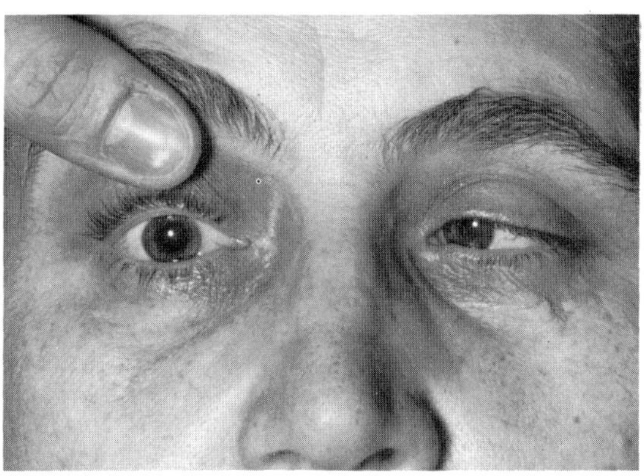

Beim Blick nach rechts geht das rechte Auge gar nicht mit. Welcher Augenmuskel ist (auch) gelähmt? Welcher Nerv versorgt ihn?

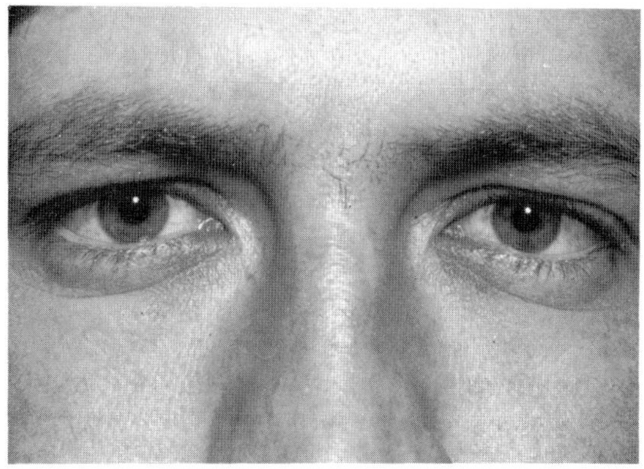

Bei diesem Patienten unauffällige Ruhehaltung.

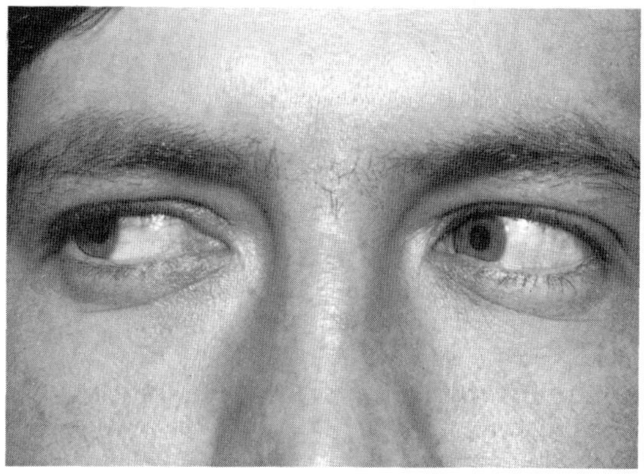

Auch der Blick nach rechts ist frei, während

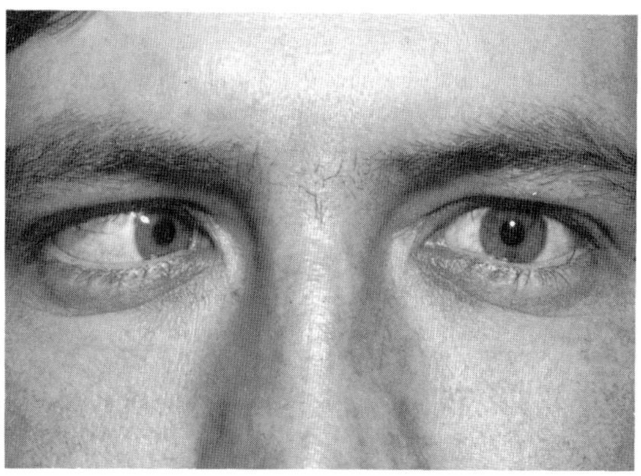

beim Blick nach links der linke Bulbus nicht abduziert wird. Sie können nun sagen, welcher Augenmuskel gelähmt ist.

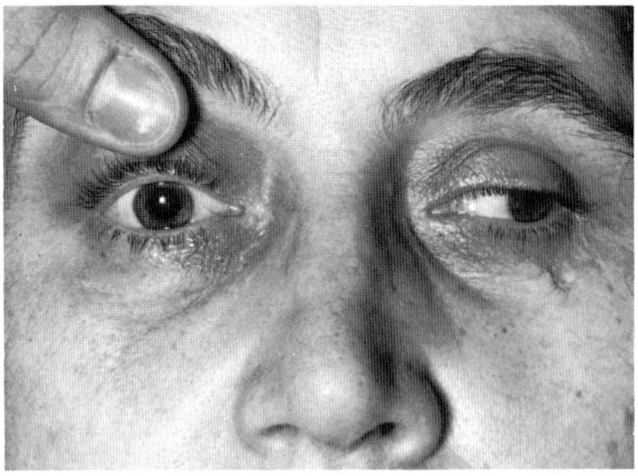

Auch beim Blick nach links

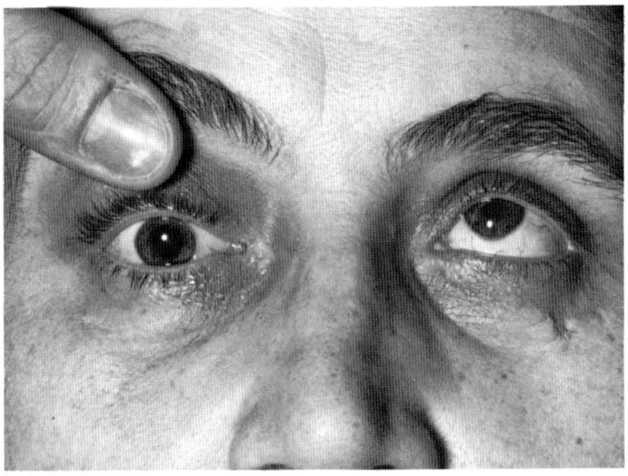

beim Blick nach oben

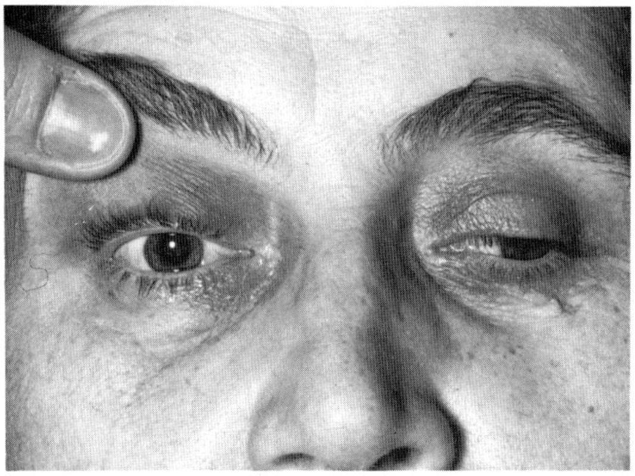

und beim Blick nach links unten bleibt der rechte Bulbus völlig unbeweglich.

Dazu lag übrigens auch eine Sensibilitätsstörung an der Stirne links vor. Wo sitzt der Prozeß, der zu solchen Symptomen führt?

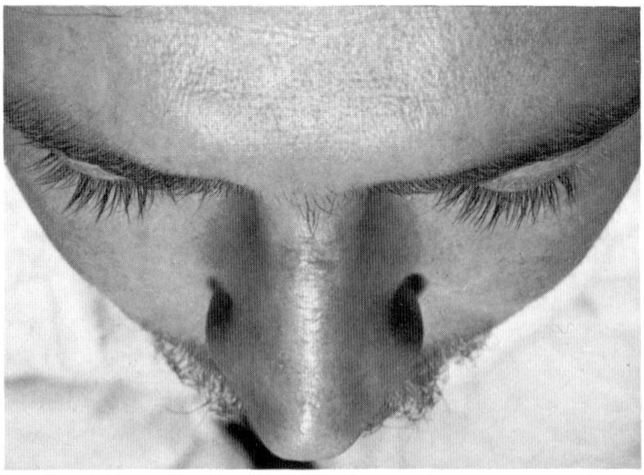

Bei aufmerksamer Betrachtung fällt ein leichter Exophthalmus links auf. Der Patient klagt über ein pulssynchrones Geräusch. Wie lautet Ihre Diagnose?

*Fall 15/2:* 25jähriger Mann mit Abducensparese links bei arteriovenöser Mißbildung im linken Sinus cavernosus.

◁

*Fall 15/1:* 54jährige Frau mit einer totalen Ophthalmoplegie (Ausfall der Nn. oculomotorius, trochlearis und abducens) bei einem parasellären Meningeom rechts im Sinus cavernosus. Schon beim passiven Heben des Lides weist das fehlende Abweichen des rechten Bulbus nach lateral (vgl. mit dem Fall 11/2 S. 36) darauf hin, daß der M. rectus lateralis (N. abducens) ebenfalls paretisch sein muß.

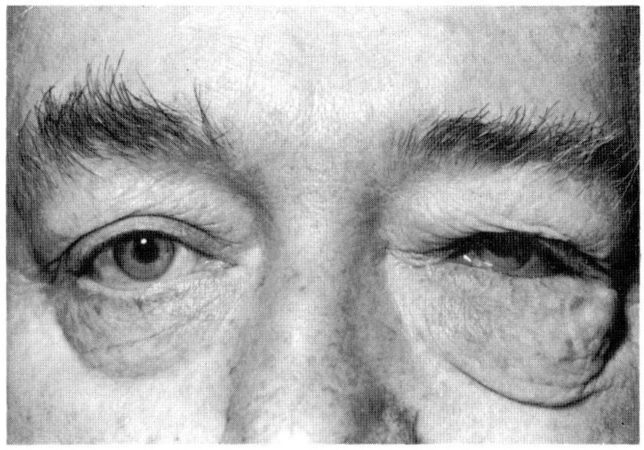

Bei diesem 68jährigen Mann fällt in Ruhe zunächst eine leichte Ptose links auf. Diese weist eventuell auf eine Parese eines Augenmuskelnerven hin. Welcher? Außerdem besteht aber auch eine periorbitale Schwellung des Lides.

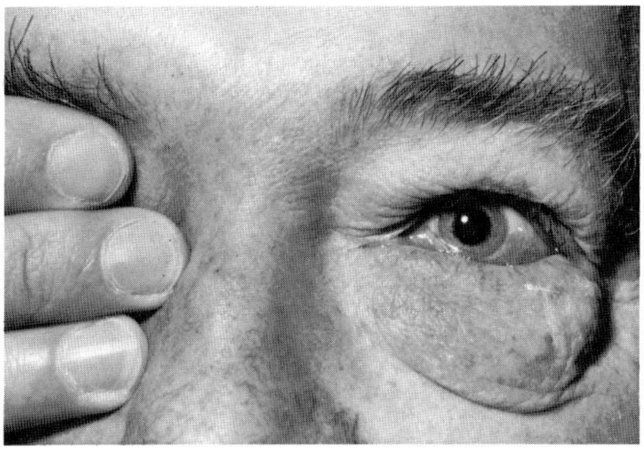

Bei Abdecken des rechten Auges wird die linke Pupille plötzlich weit. Auf welche Störung weist dies hin?

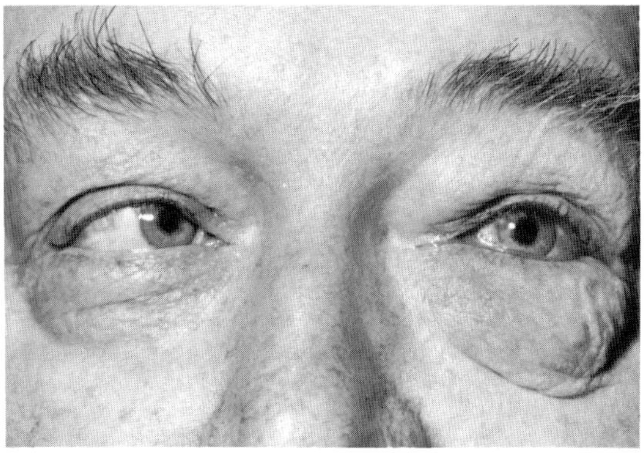

Beim Blick nach links wird das linke Auge nicht abduziert. Welcher Augenmuskelnerv ist hier ausgefallen?

*Fall 15/3:* 68jähriger Mann mit partieller Oculomotorius- und totaler Abducensparese, jedoch auch einer Opticusläsion links bei Meningeom des linken Planum sphenoidale.

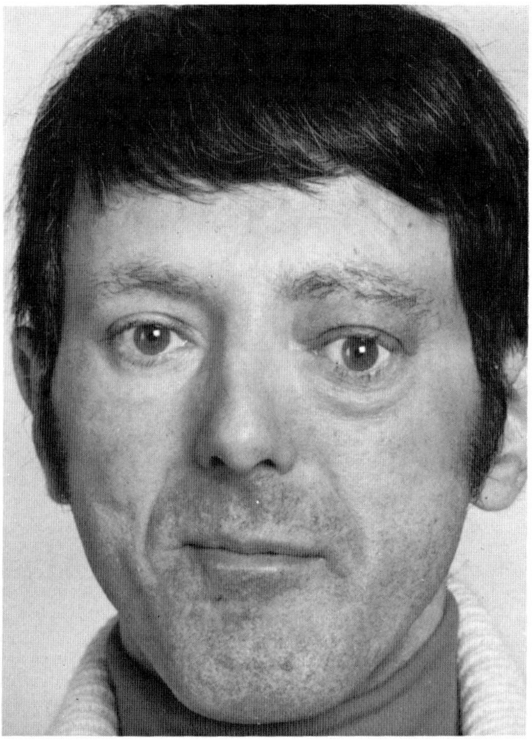

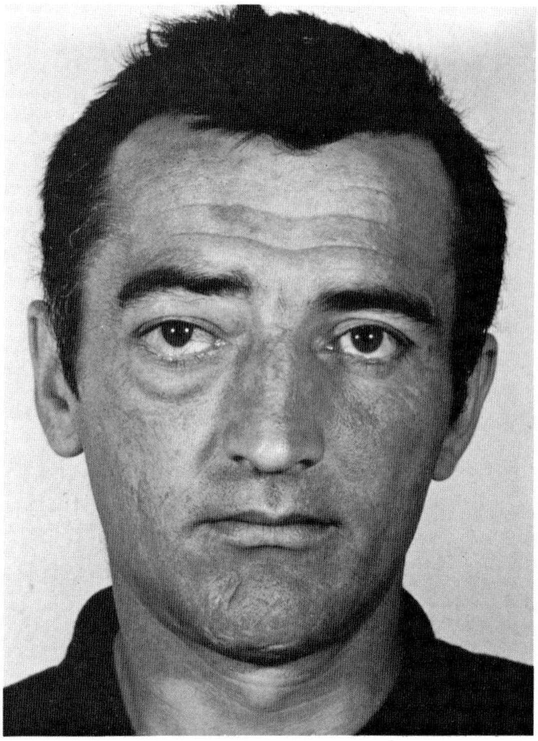

Bei beiden Patienten erkennt man bei genauer Betrachtung einen Exophthalmus. Versuchen Sie schon auf dieser Ansicht von vorne zu entscheiden, auf welcher Seite.

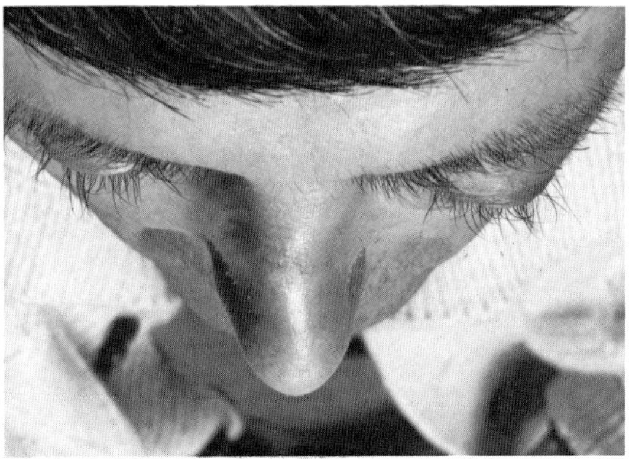

Hier links.

Der vollständige Augenschluß gelingt bei maximaler Anstrengung nur links (S. 49 1. Spalte):

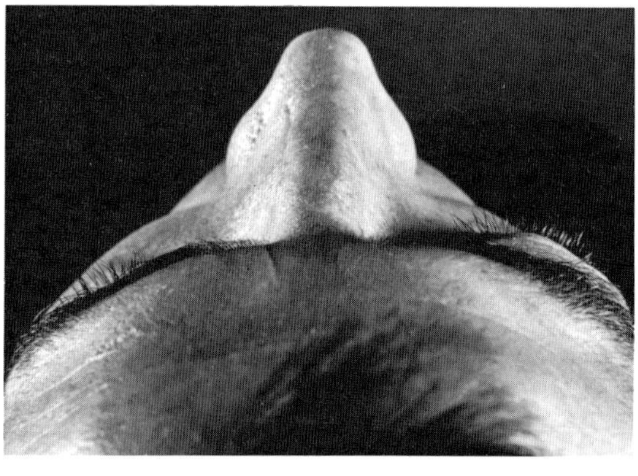

Hier rechts.

Am rechten, etwas hervortretenden Bulbus finden sich stark gefüllte Conjunctivalvenen (S. 49):

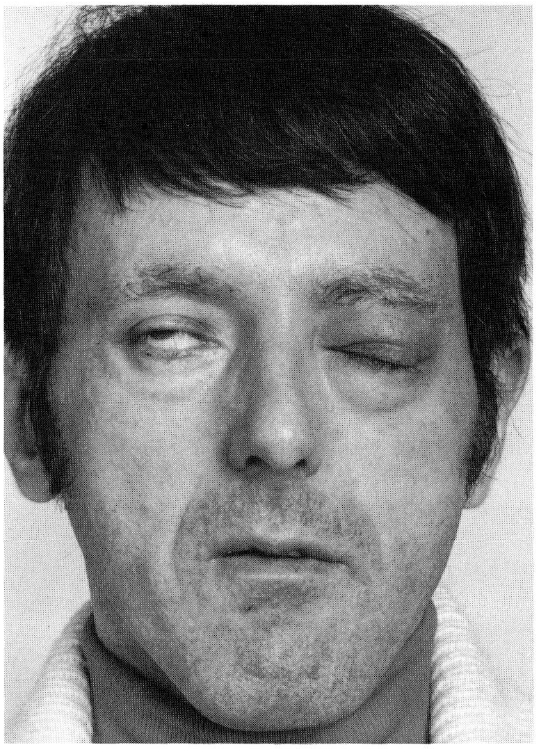

Während rechts der Bulbus sichtbar bleibt (und ein Bellsches Phänomen zeigt). Welcher Hirnnerv ist links betroffen?

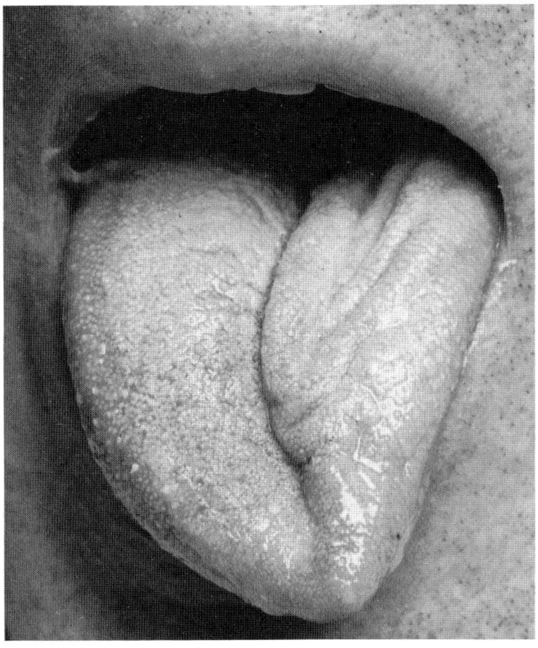

Beim Herausstrecken der Zunge weicht diese nach links ab. Welche Ursache hat dies?

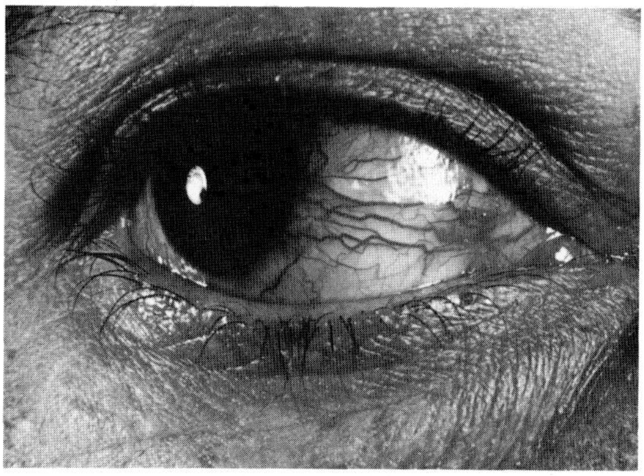

Die Diagnose wird leicht fallen, wenn man hört, daß diese Symptome sich langsam progredient im Anschluß an ein mittelschweres Schädeltrauma eingestellt haben und daß der Patient seither auch ein Strömungsgeräusch in seinem Kopfe hört.

*Fall 16/2:* 35jähriger Mann mit einer traumatischen arteriovenösen Fistel im rechten Sinus cavernosus. Der Exophthalmus und die gefüllten Conjunctivalvenen sind Ausdruck des gestörten venösen Rückflusses aus der Orbita wegen des erhöhten Druckes im Sinus cavernosus.

◁
Diese multiplen Ausfälle haben sich ganz allmählich über Jahre progredient entwickelt. An was denken Sie?

*Fall 16/1:* 37jähriger Mann mit multiplen intracraniellen Meningeomen bei Morbus Recklinghausen. Es liegt eine Facialisparese rechts mehr als links vor, aber auch eine Hypoglossusparese links und ein linksseitiger Exophthalmus.

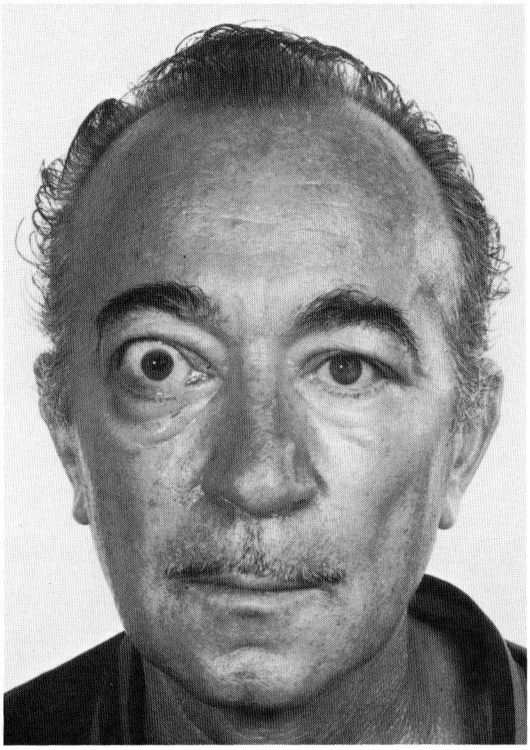

Bei dem 55jährigen Mann erscheint der rechte Lidspalt auffallend weit, der Blick starr.

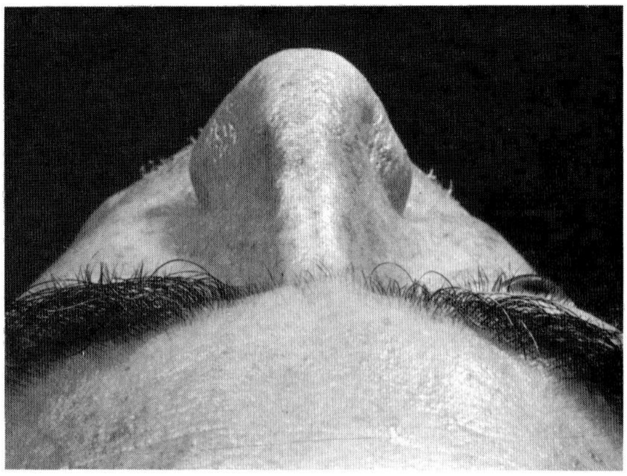

Von oben betrachtet fällt auf, daß das Oberlid den nach vorne gedrängten Bulbus nicht – wie im Fall 16/2 (S. 49) – bedeckt, sondern daß die Cornea sichtbar ist. Das Oberlid muß also (wie auf dem ap-Bild übrigens sichtbar) retrahiert sein. Welches ist Ihre Diagnose?

*Fall 16/3:* Endokriner Exophthalmus bei einem 55jährigen Mann. Auffallend ist der „starre Blick“ des rechten Auges. Die Retraktion des Oberlides ist in der tangentialen Aufnahme sehr eindrücklich, wodurch die Cornea (im Gegensatz zu einem Exophthalmus bei rein retrobulbärem Prozeß) sichtbar wird.

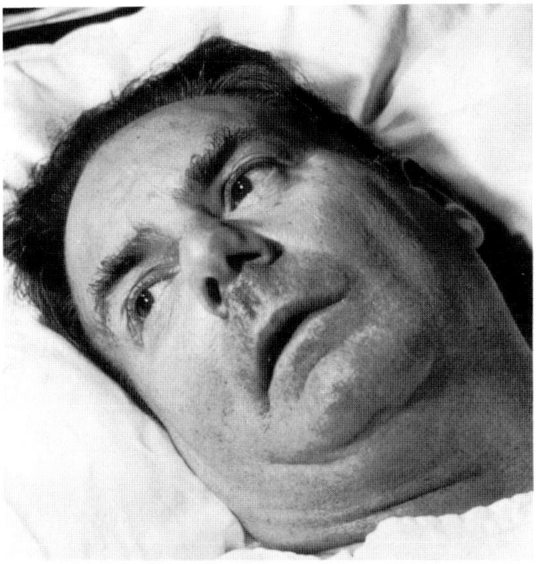

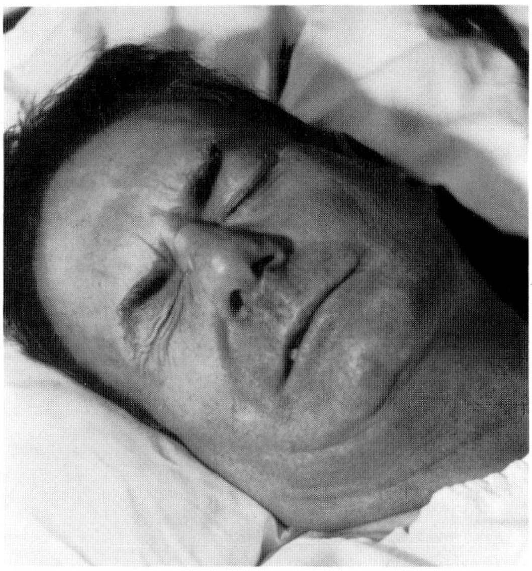

Bei diesem Patienten fällt die Wendung von Blick und Kopf nach rechts auf. Wie nennt man dies? Bei dem Patienten war plötzlich eine Lähmung einer Körperseite aufgetreten. Welcher Seite?

Bei der Aufforderung, die Augen maximal zu schließen, zeigt sich die Seitendifferenz deutlich. Der Lidschluß ist rechts kräftig, während links die Wimpern sichtbar bleiben und auch der Mundwinkel weniger verzogen wird.

*Fall 17/1:* Déviation conjuguée nach rechts bei 61jährigem Patienten mit vaskulärem cerebralem Insult. Läsion rechts zentro-präzentral mit linksseitiger Hemiparese, u. a. einer zentralen Lähmung der Gesichtsmuskulatur links („Facialisparese").

▷

Bei diesem 21jährigen Mädchen traten episodisch Perioden von 10 Minuten oder mehr auf, während welchen ihre Bulbi immer in eine Richtung gewendet waren. Wie nennt man dieses Phänomen und was liegt ihm zu Grunde?

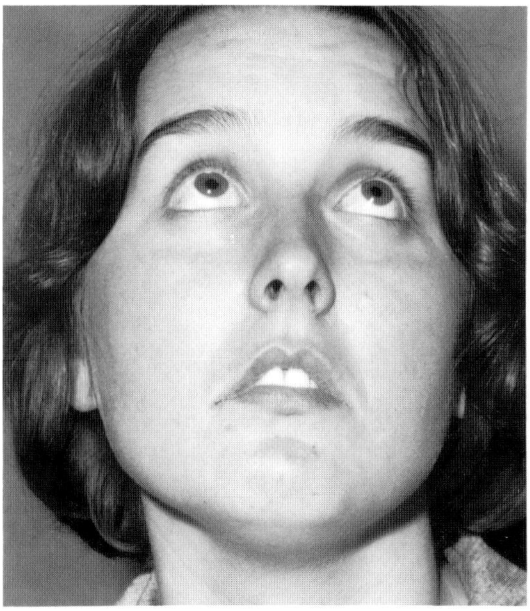

*Fall 17/2:* Oculogyre Krisen als erste Spätfolge einer Encephalitis, die später zu einem schweren postencephalitischen Parkinsonsyndrom führte.

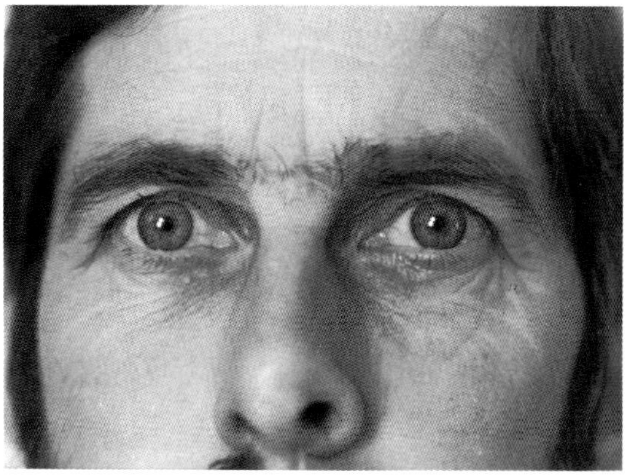

Nichts Auffälliges beim Blick geradeaus.

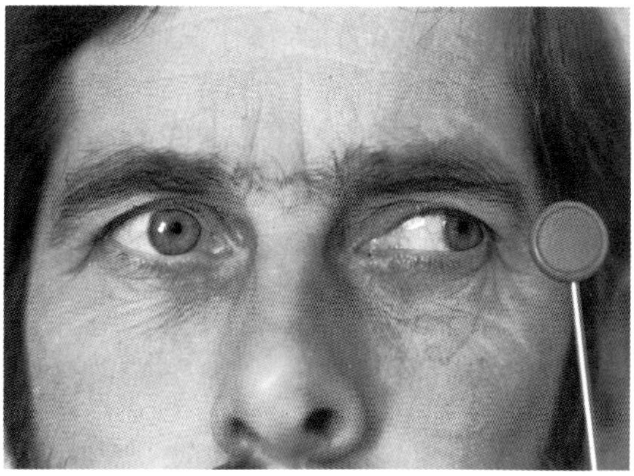

Beim Blick nach links wird zunächst das rechte Auge weniger als das linke bewegt,

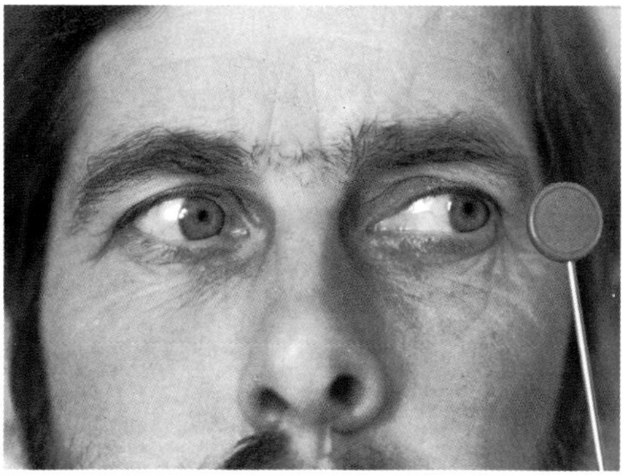

um mit etwas Latenz dann doch weitgehend nach nasal gewendet zu werden. Wie nennt man diese Augenmotilitätsstörung?

*Fall 17/3:* Leichte Form einer rechtsseitigen internukleären Ophthalmoplegie bei einem 41jährigen Mann mit einer multiplen Sklerose.

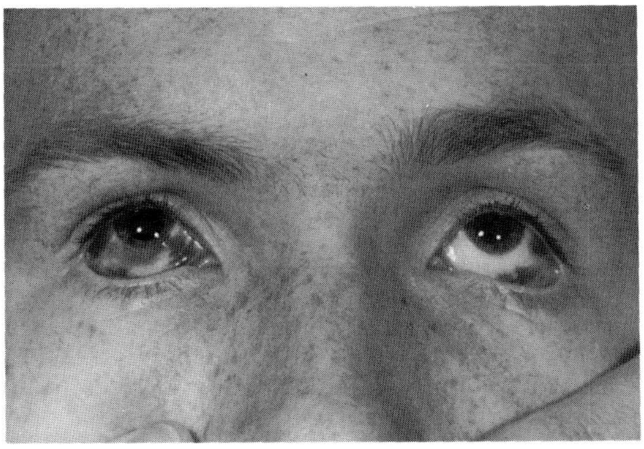

Der Patient war alleine zu Hause plötzlich bewußtlos geworden. Man fand ihn eine halbe Stunde später noch deutlich somnolent. Was war geschehen?

*Fall 18/1:* 21jähriger Mann. Conjunctivalblutungen nach einem epileptischen Anfall.

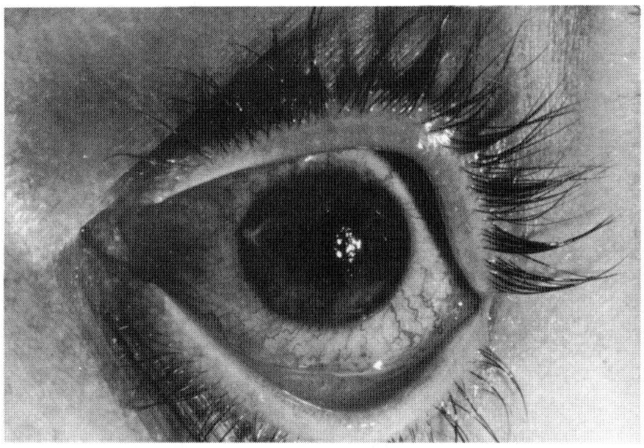

Das Auge wird zum Fotografieren passiv geöffnet. Die Trübung der Cornea und die tiefe Injektion sind Folge einer chronischen Keratitis. Welches ist wohl die Ursache derselben?

*Fall 18/2:* Keratitis neuroparalytica.

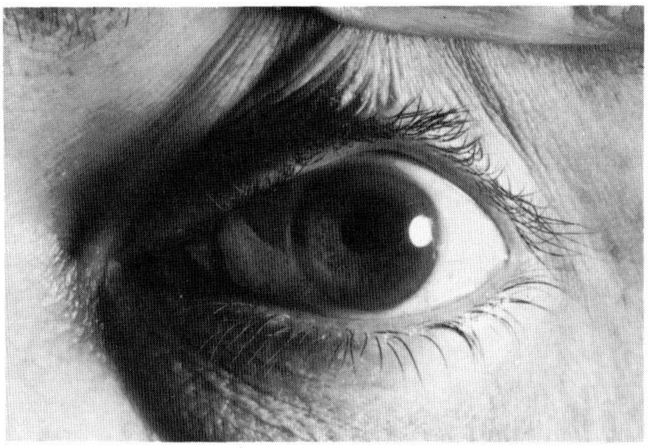

Bei diesem 44jährigen Manne war seit einem Jahr ein zunehmender mittelschlägiger Handtremor aufgetreten. Eine grau-grünliche Trübung des Limbus corneae habe er „schon immer“ aufgewiesen. Welches ist Ihre Diagnose?

*Fall 18/3:* Kayser-Fleischerscher Cornealring bei Morbus Wilson.

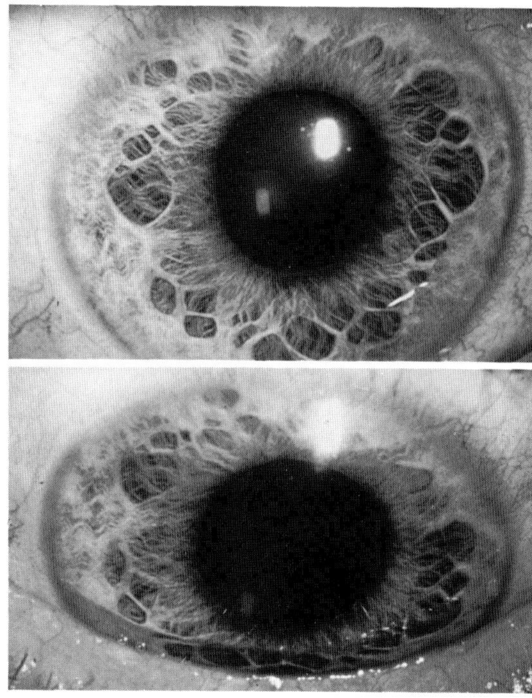

*Oben* im Bilde die Pupille beim Blick geradeaus – *unten* beim Blick nach unten.

Was mag wohl die Ursache der Deformation der Pupille bei jeder Bulbuswendung nach unten sein?

*Fall 18/4:* Nach durchgemachter (traumatischer) N. oculomotorius-Läsion kam es bei der Regeneration der Axone zu Fehlsprossungen und dadurch zur Mitinnervation des Musculus dilatator pupillae. Beim Blick nach unten gelangen somit Impulse nicht nur zum M. rectus inferior, sondern auch zum M. dilatator pupillae mit entsprechender Deformation der Pupille.

Vor 2 Jahren war die junge Frau im Verlauf von wenigen Tagen links praktisch erblindet. Nach etwa 2 Wochen erholte sich der Visus aber wieder allmählich und weitgehend. Wie nennt man diese Erkrankung am linken Auge? Im Rahmen welcher neurologischen Affektion spielt sich dieselbe meist ab?

Am linken Augenfundus findet sich bei dieser 23jährigen Patientin eine abnorme Sehnervenpapille. Sie ist nur im temporalen Sektor abnorm blaß.

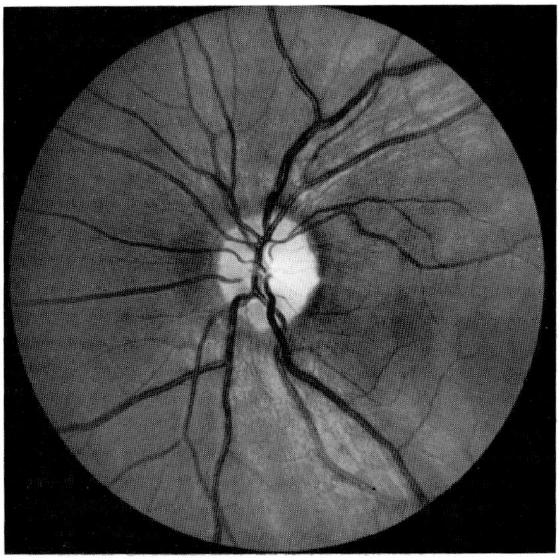

*Fall 19/1:* 23jährige Patientin, die links eine Retrobulbärneuritis durchgemacht hatte und an einer multiplen Sklerose leidet.

Der folgende Fall hat die gleiche Erkrankung durchgemacht, wie die oben geschilderte Patientin, ebenfalls auf der linken Seite.

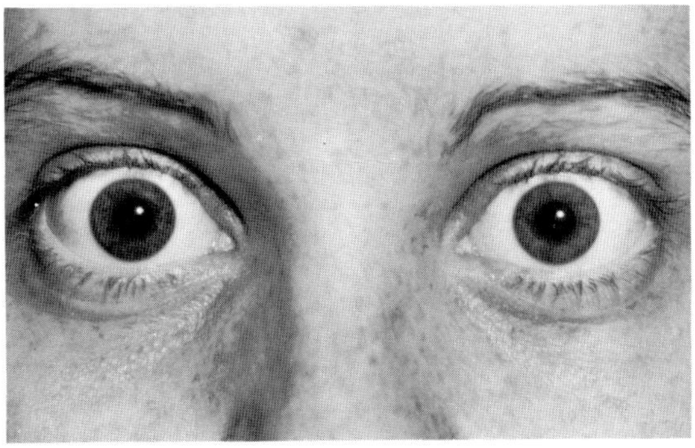

Die Pupillen sind isocor und recht weit.

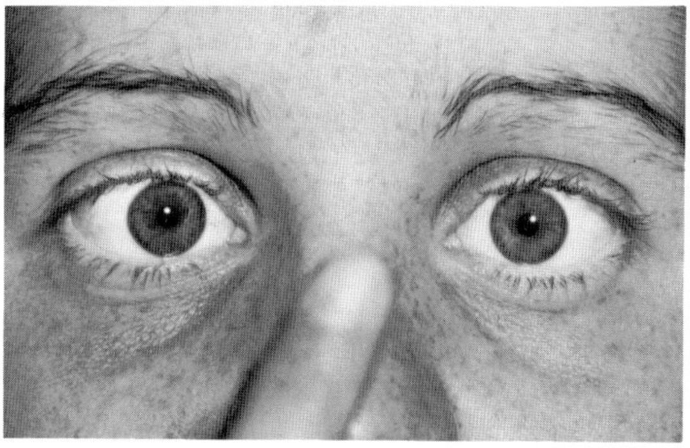

Sie verengern sich auf Convergenz gut.

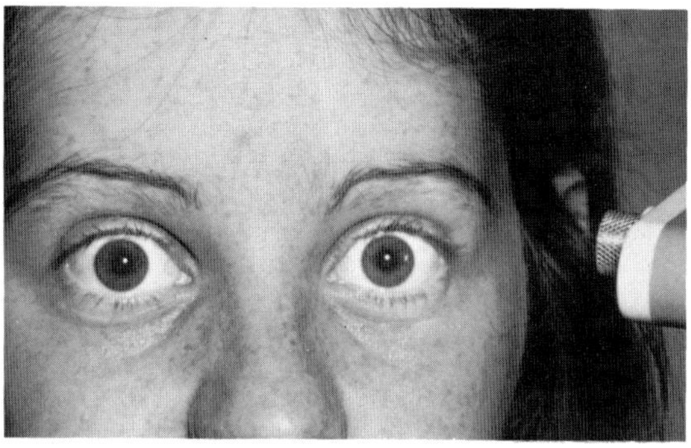

Bei Belichtung des linken Auges kommt es nur zu einer bescheidenen Verengerung der Pupillen,

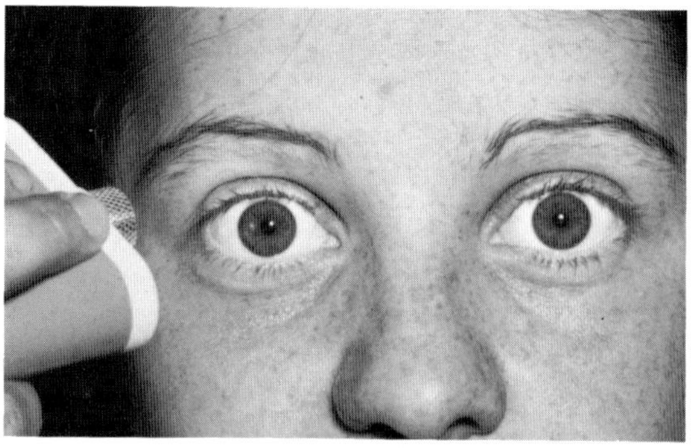

während bei Belichtung des rechten Auges die Lichtreaktion beider Pupillen sehr viel ausgiebiger erfolgt.

Wie nennt man dieses Phänomen? Auf was läßt es schließen?

*Fall 19/2:* 29jährige Frau mit einer multiplen Sklerose. Das dargestellte Phänomen wird auch Marcus-Gunn-Zeichen genannt und weist auf eine Störung des afferenten Schenkels des Lichtreflexes auf der linken Seite hin. Hier handelt es sich um einen Status nach linksseitiger Retrobulbärneuritis.

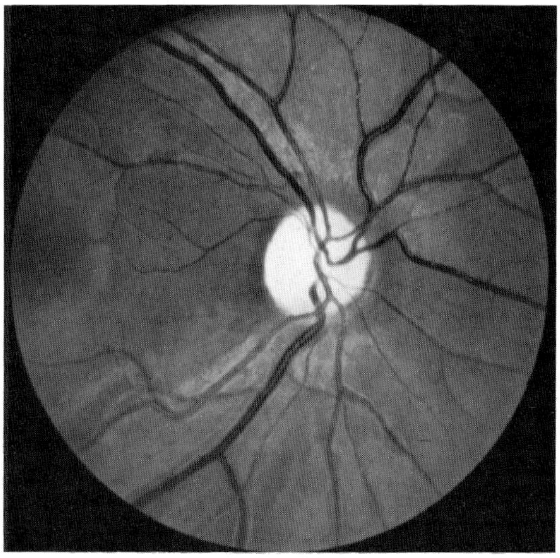

Diese 20jährige Frau war rechts im Verlaufe von Monaten langsam erblindet. Die rechte Sehnervenpapille war kreideweiß.

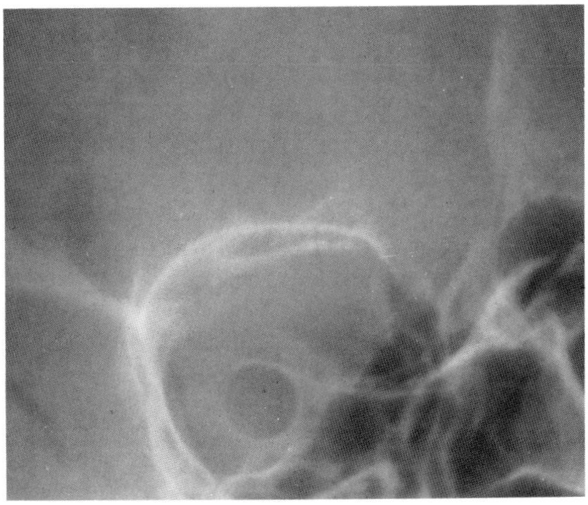

Der rechte Canalis nervi optici ist erweitert.

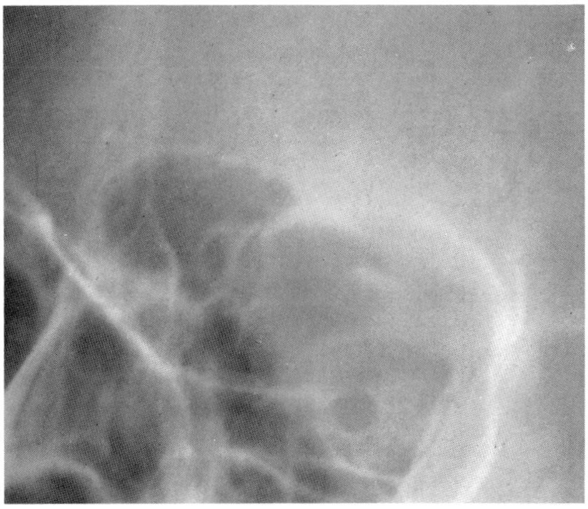

Links ist der Canalis nervi optici normal weit.

Wie nennt man übrigens diese Spezialaufnahmen zur Darstellung des Canalis nervi optici? Was dürfte im vorliegenden Fall für eine Erkrankung vorliegen?

*Fall 19/3:* 20jährige Frau mit einem Neurofibrom des rechten Nervus opticus. Der Canalis nervi optici ist in der Rheese-Aufnahme links normal, rechts pathologisch erweitert.

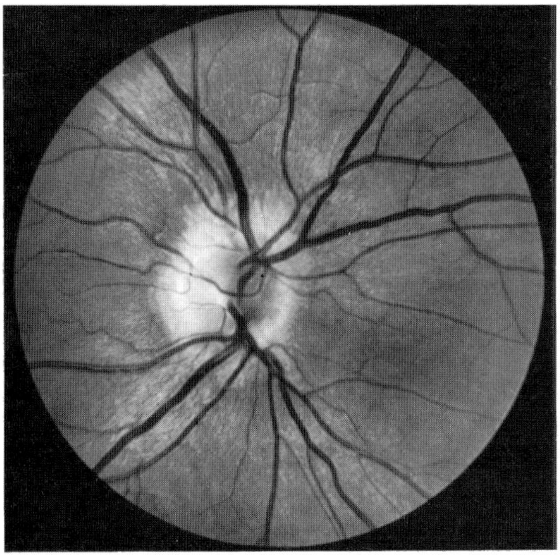

Dies ist eine klassische Veränderung der Sehnervenpapille.

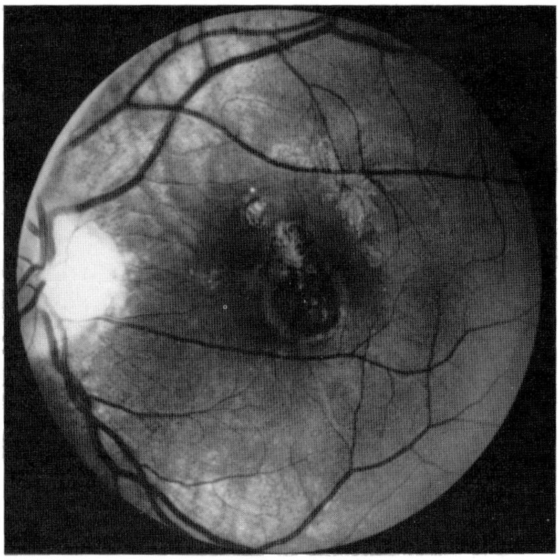

Fundus bei einem Kinde, das auch im Schädelröntgenbild Verkalkungen aufwies.

*Fall 19/4:* Stauungspapille (bei Hirnstammtumor).

*Fall 19/5:* Retina-Narbe bei Toxoplasmose.

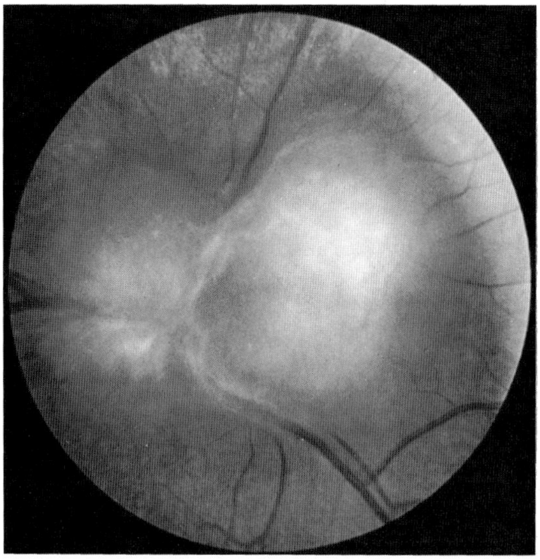

Am linken Augenfundus dieses Jünglings findet sich eine knotige Prominenz der Retina unmittelbar im Papillenbereich. Der Aspekt ist recht typisch für eine bestimmte Erkrankung. Welche? Sie gehört übrigens zur Gruppe der Phakomatosen und geht meist mit einem geistigen Entwicklungsrückstand einher und ist schon früh von epileptischen Anfällen begleitet.

◁

Meist erst später tritt eine mehr oder weniger ausgeprägte Hautveränderung im Nasen- und Gesichtsbereich auf, hier bei einem 9jährigen Knaben. Wie nennt man diese Hautveränderungen? Wie heißt die Krankheit?

*Fall 19/6:* 9jähriger Knabe mit tuberöser Hirnsklerose (Morbus Bourneville) mit knotiger Vermehrung der Neuroglia in der Retina und einem Adenoma sebaceum (Naevus Pringle) im Gesicht.

▷

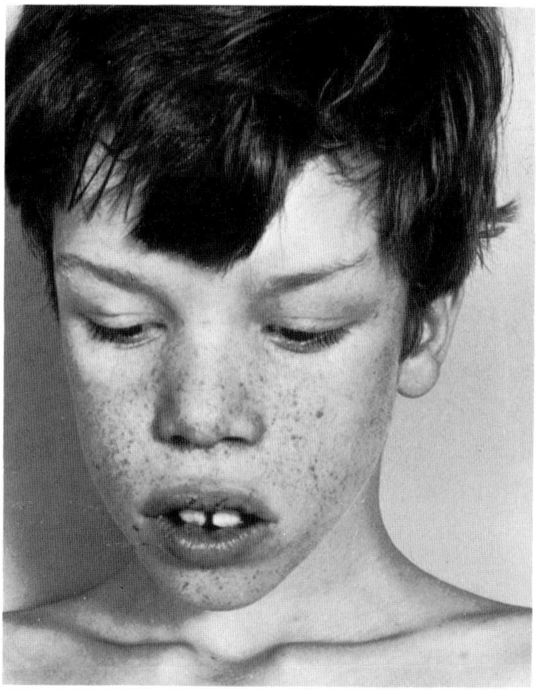

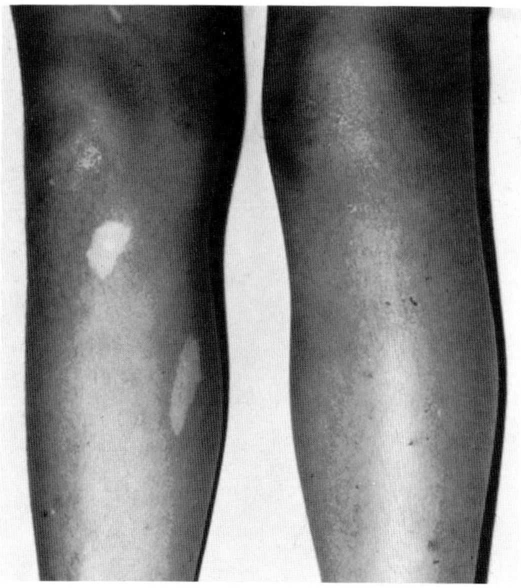

◁

Früh in ihrer Entwicklung zeigen Kinder – hier ein 5jähriger – mit diesem Leiden oft zahlreiche pigmentlose Flecken der Haut.

*Fall 19/7:* „White spots" der Haut bei 5jährigem Knaben mit tuberöser Hirnsklerose (Morbus Bourneville).

Dieses 8jährige Kind hat seit jeher nur langsam essen können und die Speisen immer wieder abnorm lange im Munde behalten. Hier auf dem Bilde sieht man es eine Minute nachdem es ein Stück Brot in den Mund gesteckt hat. Gelegentlich verliert es sogar Speisen aus dem Munde. Was könnten die Ursachen sein? Man sieht übrigens auch eine Asymmetrie im Mundbereich.

▷

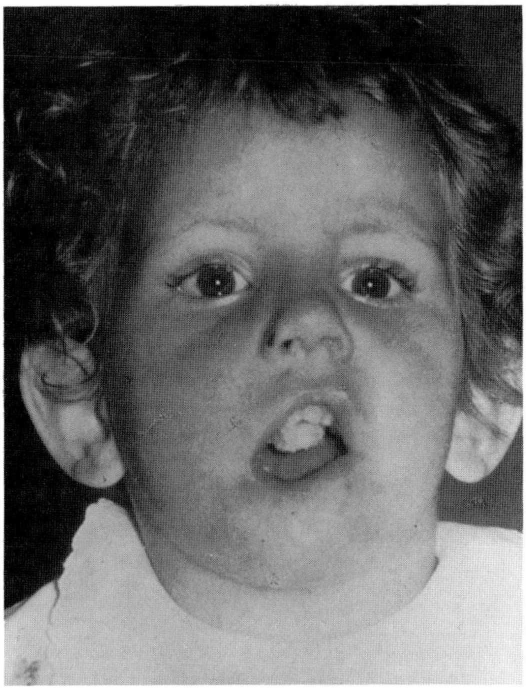

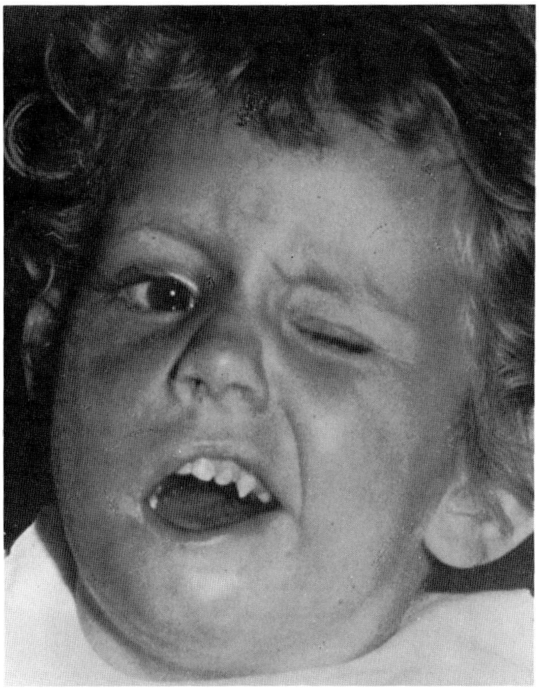

Hier fällt bei guter Innervation der linken Gesichtshälfte eine (periphere) Facialisparese rechts auf.

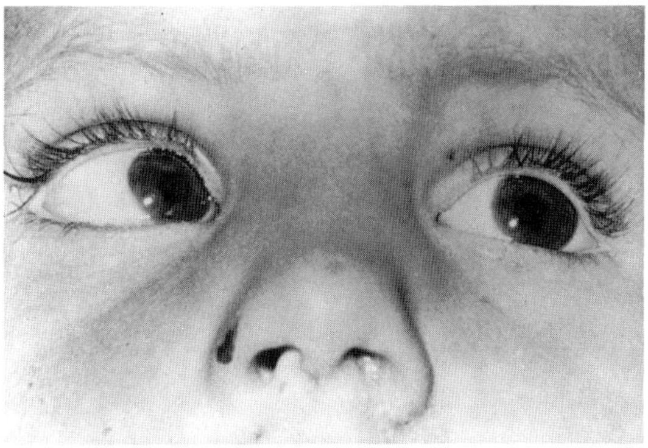

Außerdem zeigt sich beim Blick nach links eine partielle Abducensparese links.

Welchen Namen trägt dieses Syndrom mit multiplen kongenitalen Hirnnervenstörungen?

*Fall 20/1:* Fast 8jähriges Mädchen mit Moebius-Syndrom. Die Schwierigkeiten beim Kauen und Schlucken von Speisen sieht man besonders oft bei der (hier nicht vorliegenden) kindlichen Pseudobulbärparalyse. Dieses Mädchen weist eine Zungenparese, jedoch auch eine rechtsseitige periphere Facialislähmung und eine linksseitige Abducensparese auf.

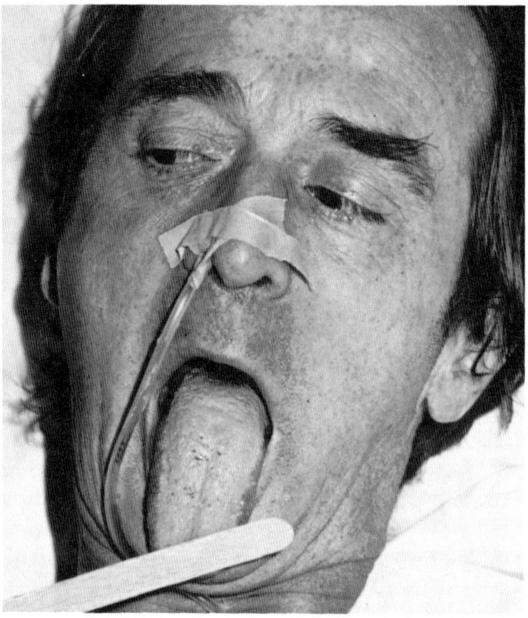

Ein auf das Kinn gelegter Spatel wird zwanghaft mit der Zunge berührt.

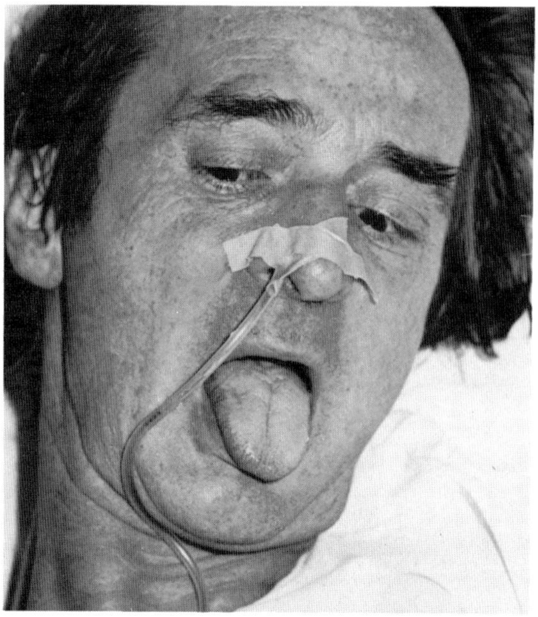

Bei Berührung des Lippenbereiches durch die Nasensonde Herausstrecken der Zunge.

Bei diesem 57jährigen Mann sind im Rahmen eines rasch fortschreitenden dementiellen Prozesses u.a. auch zwanghafte Bewegungen von Mund und Zunge aufgefallen.

*Fall 20/2:* 57jähriger Mann mit einer autoptisch bestätigten Creutzfeldt-Jakobschen Krankheit. Die oralen Automatismen sind bei dementiellen Prozessen häufig.

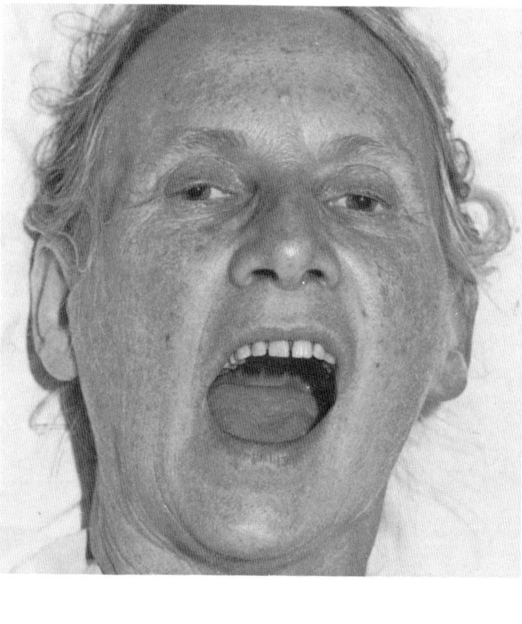

◁

Beim Mundöffnen weicht bei dieser 63jährigen Frau der Unterkiefer immer nach rechts ab. Was liegt vor?

*Fall 20/3:* 63jährige Frau mit einer motorischen Trigeminusparese rechts (bei Carcinom-Metastasen der Schädelbasis).

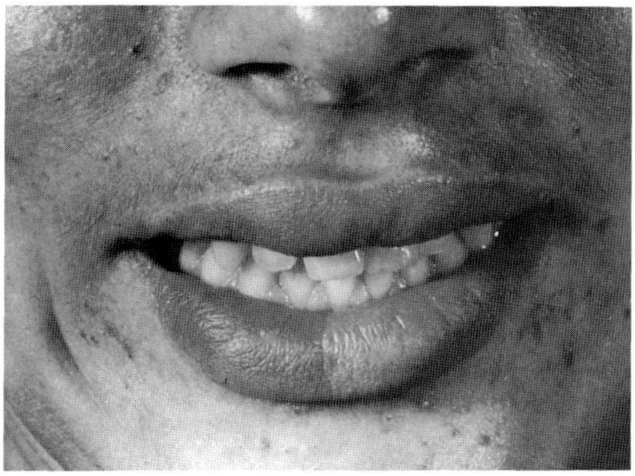

Dieser 16jährige Jüngling hat u. a. auffallend wulstige und nach vorne ragende Lippen.

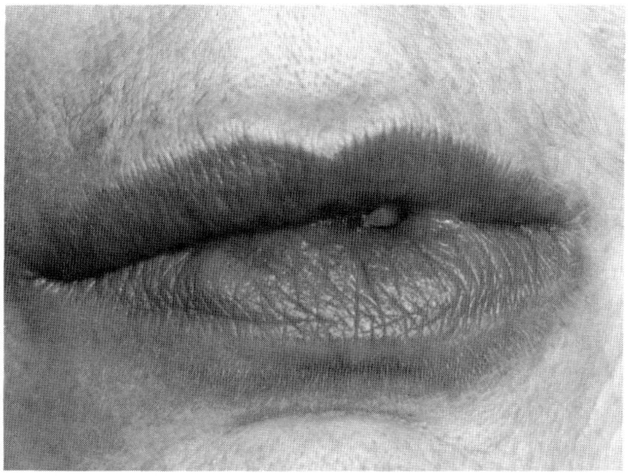

Auch diese 47jährige Frau hat schon seit Jugend eine wechselnd stark verdickte Unterlippe.

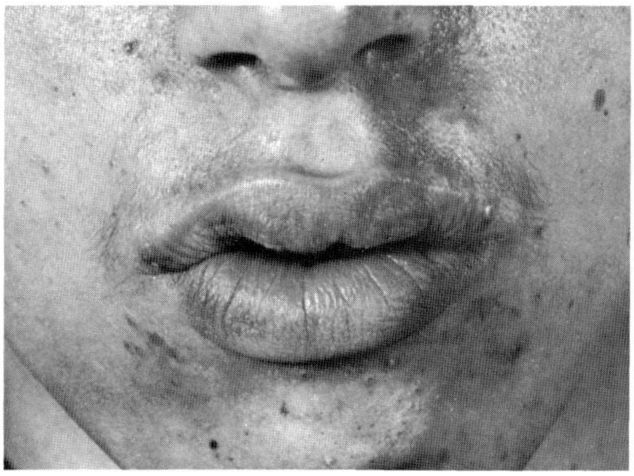

Zugleich aber besteht auch eine deutliche Schwäche der perioralen Muskeln, die zum Beispiel beim Zähnezeigen sichtbar wird. Er kann übrigens auch nicht pfeifen. Aber auch im Schultergürtel besteht eine deutliche, symmetrische, langsam fortschreitende Muskelschwäche. Sie können nunmehr die Diagnose sicher stellen.

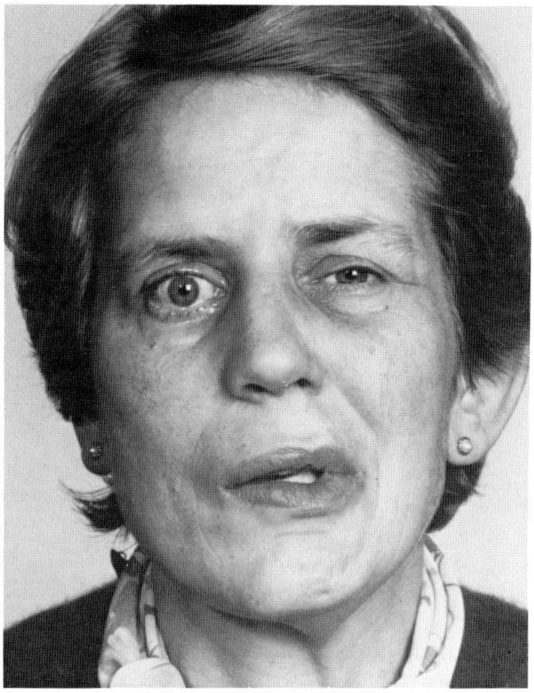

Auch bei ihr fällt beim Versuch die Zähne zu zeigen, eine Störung auf. Welche? Die Antwort geben die 2 Bilder auf der nächsten Seite.

*Fall 21/1:* Fazio-scapulo-humerale Form der progressiven Muskeldystrophie bei einem 16jährigen.

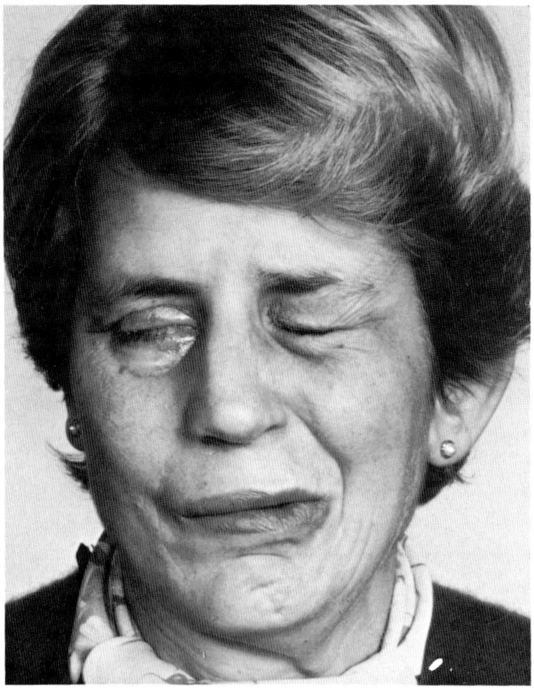

Bei forciertem Augenschluß bleibt rechts der Bulbus noch knapp sichtbar und links kommt es zu einer auffälligen Kontraktion der perioralen Muskulatur auf der gleichen Seite.

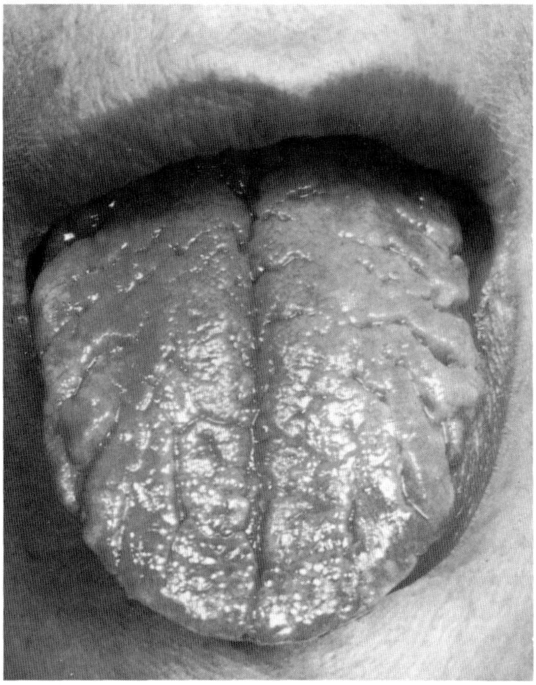

Dieselben sind aufgetreten im Rahmen eines Syndromes, bei welchem die oben gezeigten Besonderheiten der Lippen, aber auch diese Veränderung der Zunge charakteristisch sind. Wie nennt man diese Zungenanomalie? Wie heißt das hier vorliegende Syndrom?

Sie können nunmehr zumindest sagen, was für Lähmungen im Gesicht vorliegen.

*Fall 21/2:* 47jährige Frau mit einem Melkersson-Rosenthal-Syndrom. Hierzu gehört die Lingua plicata (scrotalis), eine Cheilitis granulomatosa und rezidivierende periphere Facialisparesen. Die Patientin hatte früher eine linksseitige Parese durchgemacht und zeigt links noch eine Masseninnervation. Sie hat jetzt eine unvollständige frische periphere Facialisparese rechts.

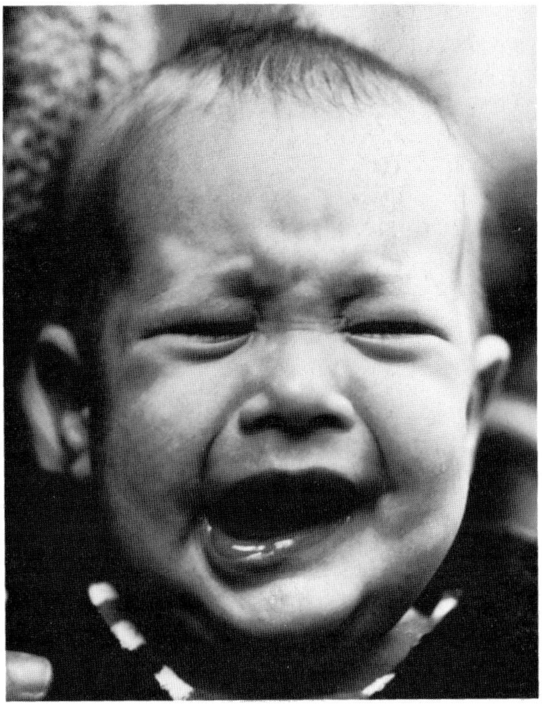

Bei diesem 6 Monate alten Kleinkind fällt lediglich beim Weinen eine deutliche Asymmetrie der Unterlippe auf. Dies war mit Bestimmtheit seit Geburt vorhanden, da der Verfasser dieses Buches bei diesem seinem Enkelkind die Besonderheit schon in der ersten Lebensstunde feststellte. Liegt eine Facialisparese vor?

*Fall 22/1:* Agenesie des linken M. depressor anguli oris

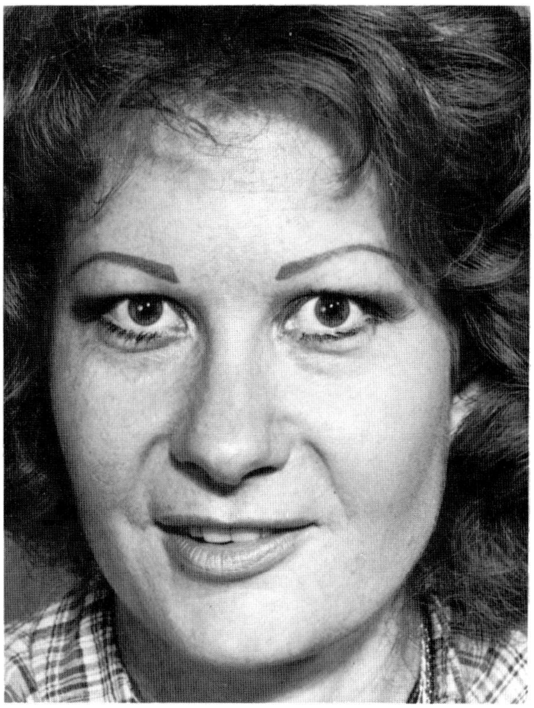

Auch diese 38jährige hübsche Frau zeigt in ganz bestimmten Phasen des mimischen Spiels die gleiche Asymmetrie, die auch bei ihr seit Geburt besteht.

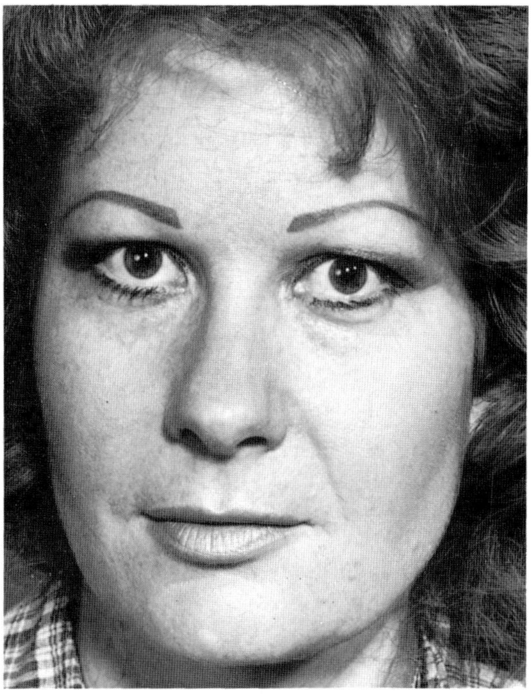

Während der Mund in Ruhe

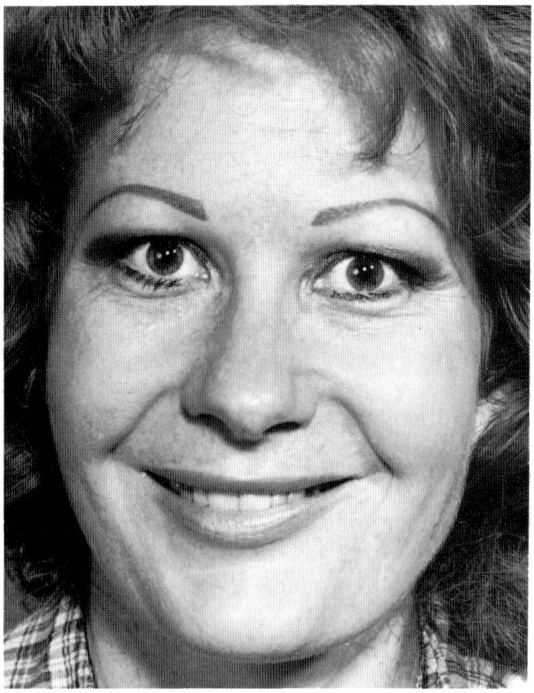

und auch beim Lächeln symmetrisch ist.

*Fall 22/2:* Agenesie des linken M. depressor anguli oris

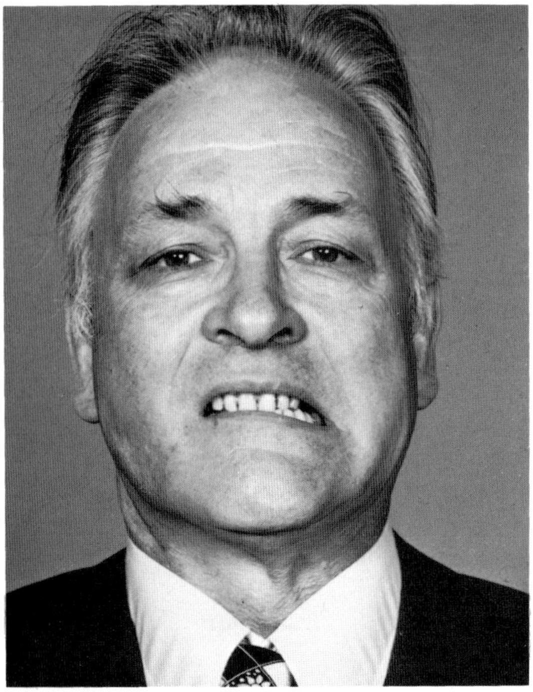

Auch bei diesem 52jährigen Mann, Pat. 22/3, wird beim Zähnezeigen die Unterlippe rechts weniger innerviert.

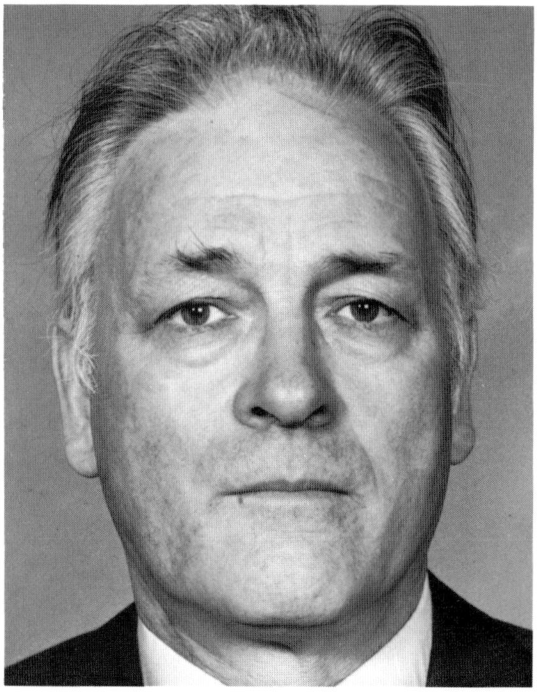

In Ruhe hingegen fällt im Mundbereich nichts Besonderes auf.

Beim Herausstrecken der Zunge weicht dieselbe konstant nach rechts ab.

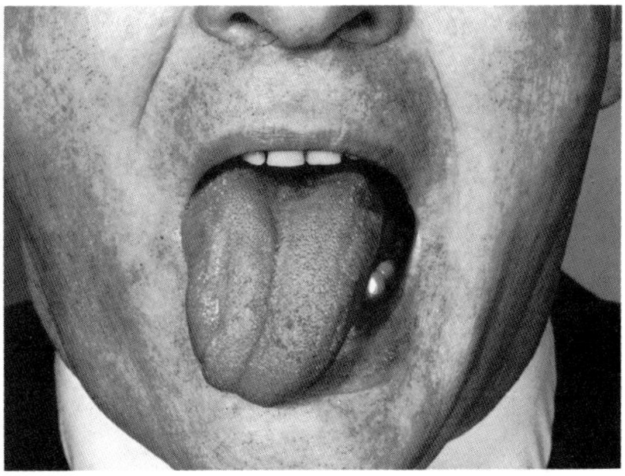

Sie könnten jetzt die Diagnose stellen, und wenn Sie die ersten Bilder des Patienten 22/3 ganz genau angesehen haben, könnten Sie sogar die Ursache der neurologischen Ausfälle vermuten.

*Fall 22/3:* 52jähriger Mann. Bei der Operation einer Carotisstenose rechts (Narbe rechts am Hals!) kam es zu einer Läsion eines Facialisastes (Ramus marginalis mandibulae) und des rechten N. hypoglossus.

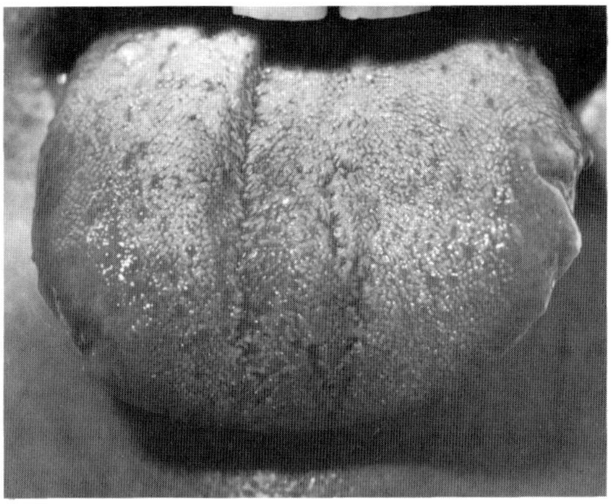

Dieser Patient war allein zu Hause und verlor plötzlich das Bewußtsein. Als er nach etwa einer halben Stunde wieder zu sich kam, fühlte er sich müde und die Zunge schmerzte. Die Diagnose ist nicht schwierig. Die zwei folgenden Bilder helfen Ihnen auch hierbei.

*Fall 23/1:* Zungenbiß nach einem grand-mal-Anfall.

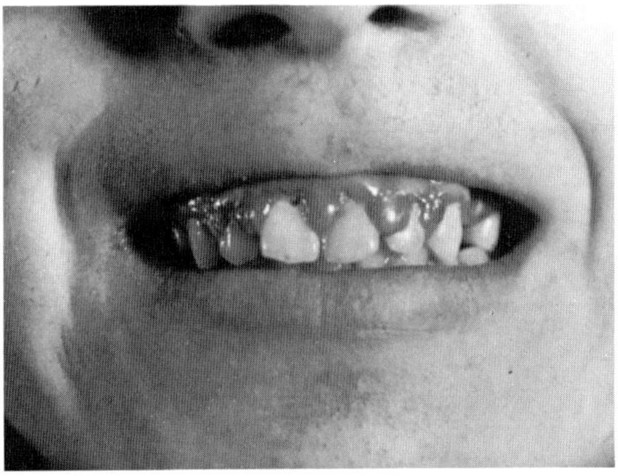

Dieser 17jährige Jüngling

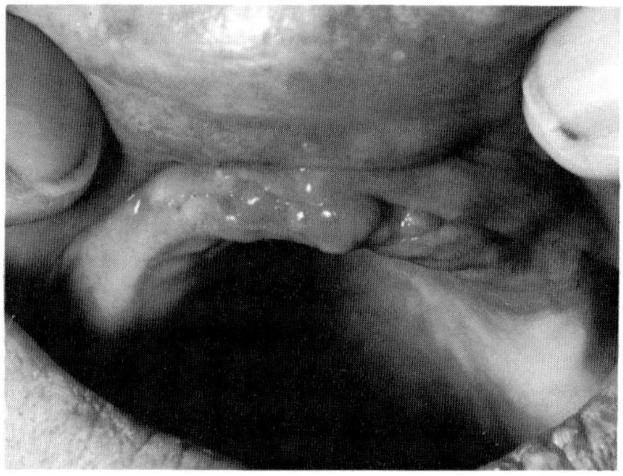

und der 67jährige Greis

zeigen beide am Zahnfleisch der oberen Zahnleiste die Folgen einer medikamentösen Behandlung.

*Fall 23/2:* Zahnfleischhypertrophie bei Diphenylhydantoin-Medikation bei Epileptikern.

Bei der 65jährigen Frau waren vor 2 Jahren allmählich zunehmende Atrophien verschiedener Muskeln der Extremitäten und seit einem Jahr auch zunehmende Sprech- und Schluckstörungen aufgetreten. Ihre Diagnose?

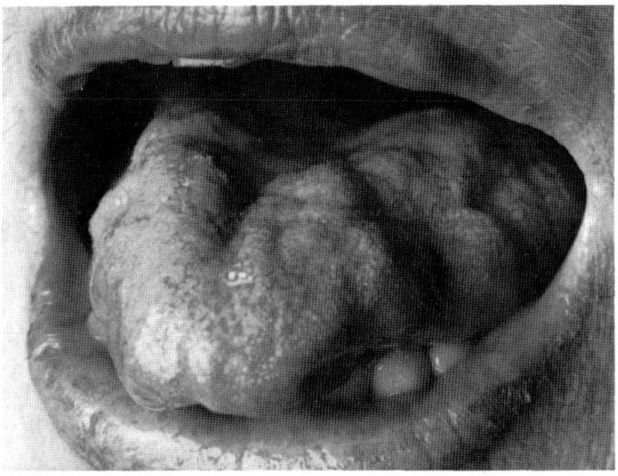

*Fall 24/1:* Echte Bulbärparalyse im Rahmen einer myatrophischen Lateralsklerose bei einer 65jährigen Frau.

Bei der 64jährigen Frau waren Parästhesien der Füße, dann innerhalb einer Woche eine rasch zunehmende Schwäche der Beine und später der Arme aufgetreten. Nach 10 Tagen, zugleich mit einer Ateminsuffizienz, stellten sich eine beidseitige periphere Facialisparese, Doppelbilder und eine Lähmung der Zunge ein. Das vorliegende Bild wurde 4 Wochen nach Krankheitsbeginn gemacht. Die Patientin wurde aufgefordert, die Zunge so weit wie möglich hervorzustrecken. Ihre Diagnose?

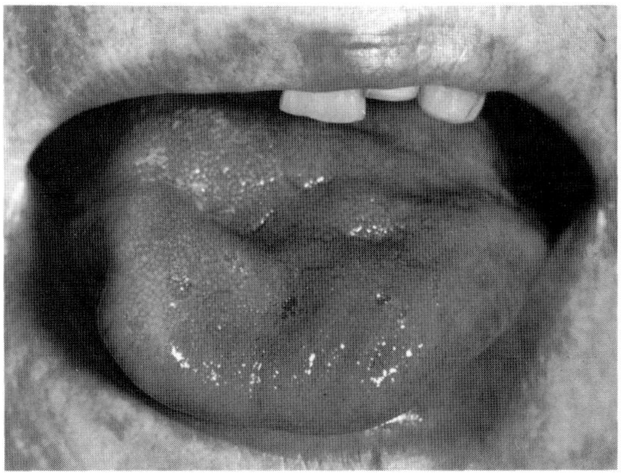

*Fall 24/2:* Zungenatrophie bei Polyradikulitis cranialis im Rahmen einer Polyradikulitis Guillain-Barré bei einer 64jährigen Frau.

Beide Patienten wurden aufgefordert, die Zunge herauszustrecken. Bei beiden ist eine Zungenhälfte atrophisch. Dennoch besteht ein wesentlicher Unterschied zwischen den beiden Befunden.

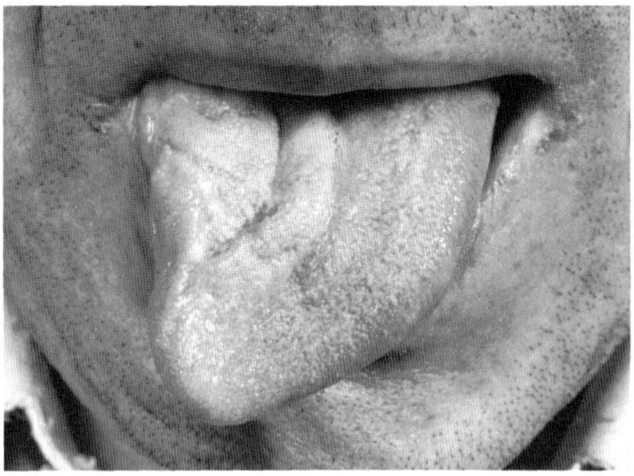

Bei diesem Patienten weicht die Zunge beim Herausstrecken zur rechten atrophischen Seite hin ab. Ihre Diagnose?

*Fall 24/3:* Hypoglossusparese rechts (nach Operation im Halsbereich) bei 45jährigem Mann.

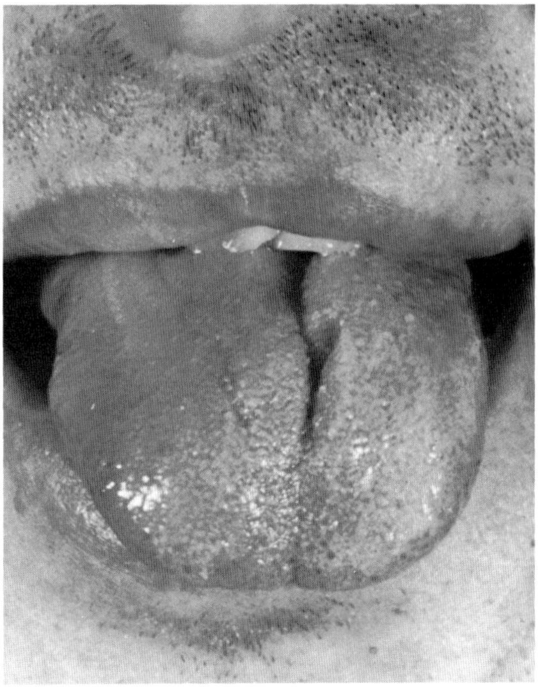

Bei diesem Patienten hingegen weicht die Zunge trotz der Atrophie der linken Seite nicht ab.

▷

Die Diagnose in diesem Falle ergibt sich bei Betrachtung des Gesichtes.

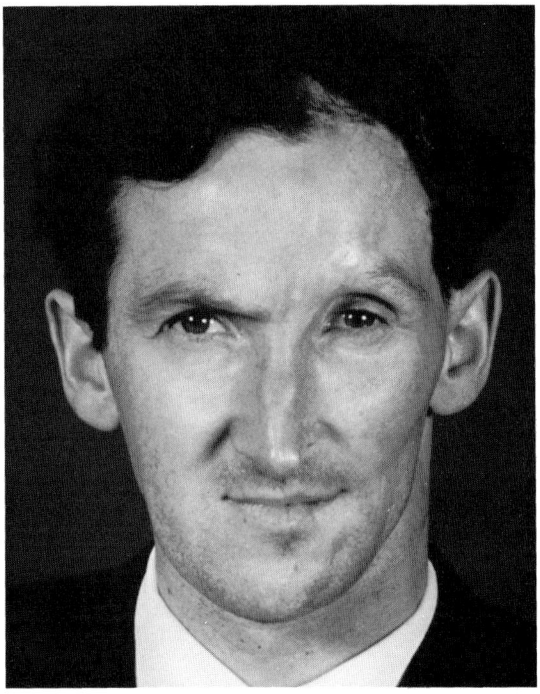

*Fall 24/4:* Hemiatrophia faciaei links mit Beteiligung der Zunge bei 34jährigem Mann.

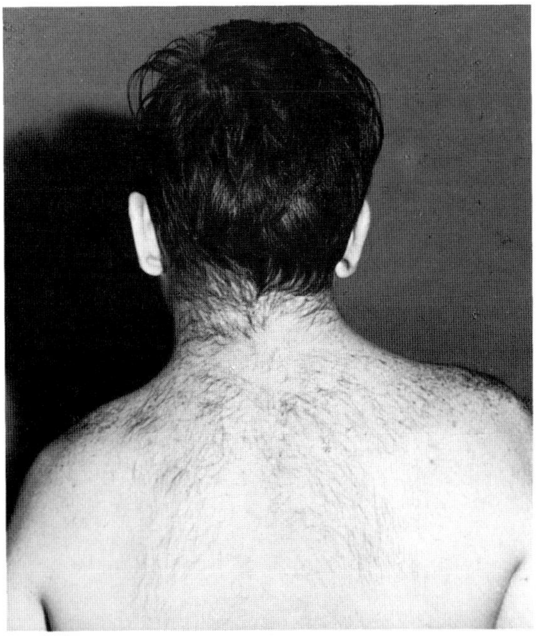

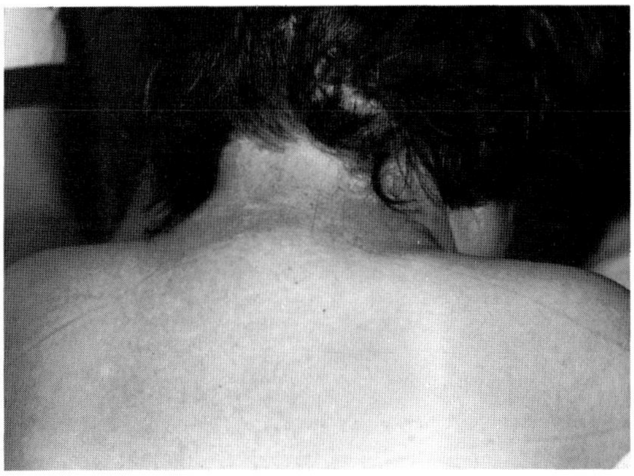

△
◁
Beide Patienten haben einen auffallend tiefen Haaransatz

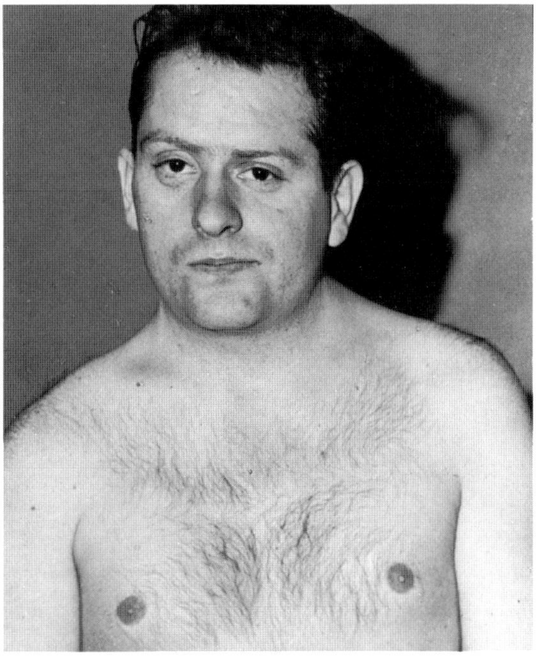

Der Hals ist kurz, der Kopf leicht zur Seite geneigt und etwas asymmetrisch

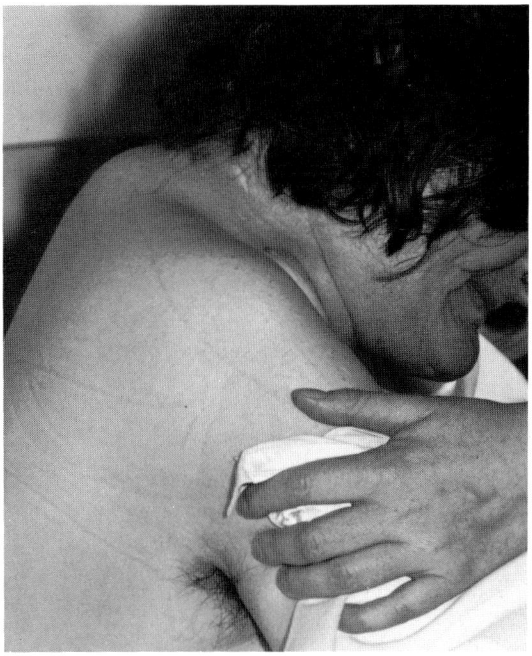

Der Hals ist kurz, der Kopf scheint nach vorne gedrängt und in den Rumpf hineingepreßt

*Fall 25/1:* 28jähriger Mann. Basale Impression und Klippel-Feil Syndrom mit Syringomyelie.

*Fall 25/2:* 56jährige Frau mit basaler Impression, Taubstummheit und in den letzten Jahren zunehmende Paraspastik

Beide Patienten haben einen Röntgenbefund, welcher grundsätzlich demjenigen in den zwei untenstehenden Röntgenbildern eines anderen Falles entspricht. Der Zahn des Epistropheus über-

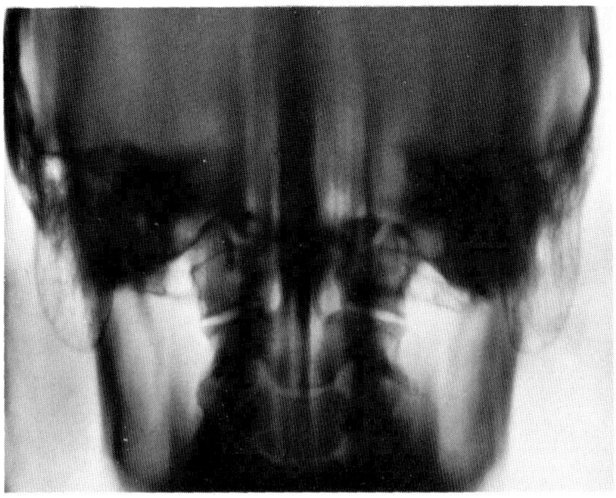

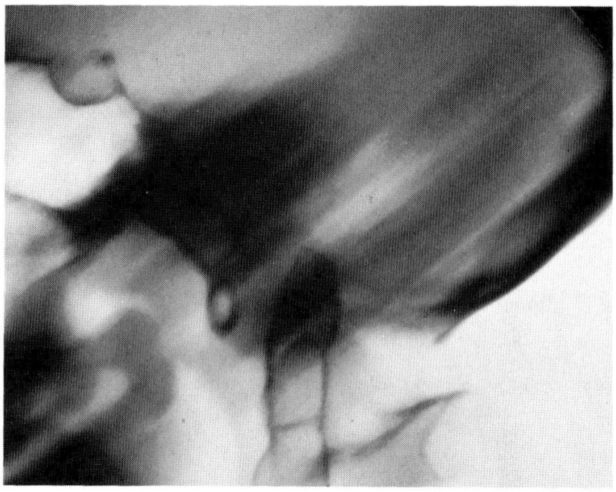

ragt im ap-Bild die digastrische Linie (Verbindung zwischen der medialen Basis des Mastoids beider Seiten) um 17 mm, und im seitlichen Tomogramm die Chamberlainsche Linie (Hinterrand des harten Gaumens zu Hinterrand des Foramen magnum) um 15 mm.

*Fall 25/3:* Tomogramme einer basalen Impression mit partieller Atlasassimilation bei einer 32jährigen Frau.

Beide junge Patienten halten den Kopf mehr oder weniger dauernd schief. Warum wohl?

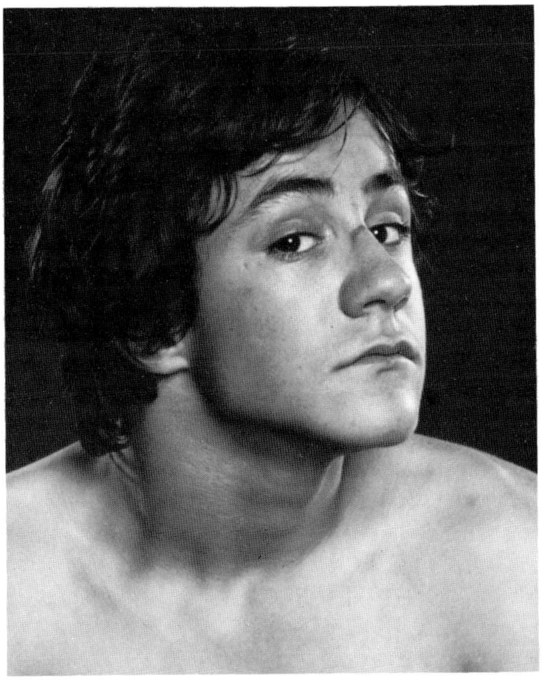

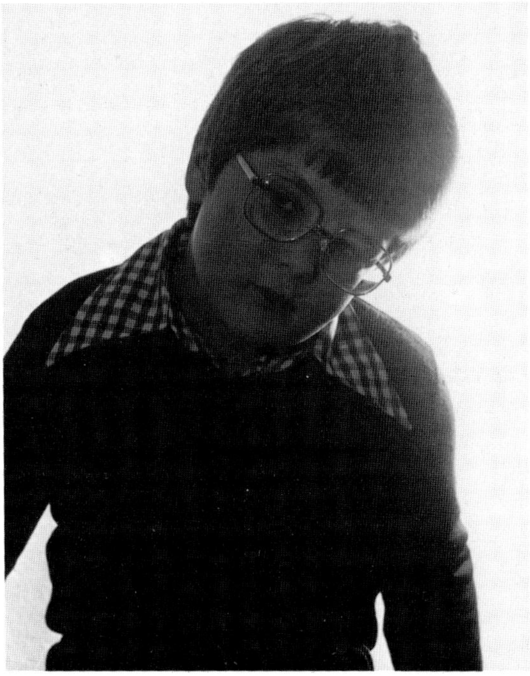

Beim 16jährigen Jüngling fällt auch ein fast dauernder Kontraktionszustand verschiedener Muskeln des Schultergürtels und auch des rechten Armes auf. Beim Gehen sind gelegentlich dystone Stellungen der rechten Hand und des rechten Armes sichtbar.

Der 6jährige Knabe hat bei Einnahme einer anderen Kopfstellung Doppelbilder

*Fall 26/2:* Trochlearisparese rechts bei 6jährigem Knaben. Kopfneigung zur gesunden Seite.

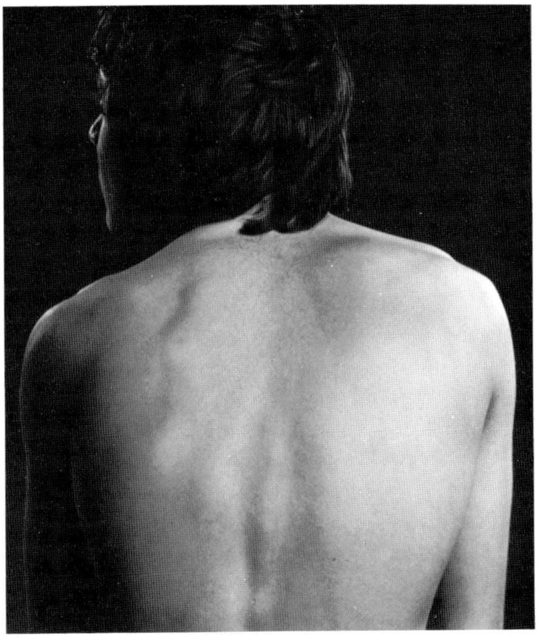

◁

*Fall 26/1:* 16jähriger Jüngling mit Torticollis spasticus als Ausdruck einer beginnenden Torsionsdystonie bei familiärer Belastung.

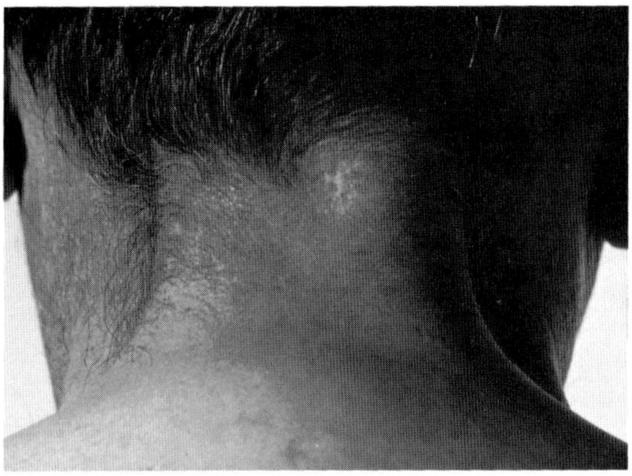

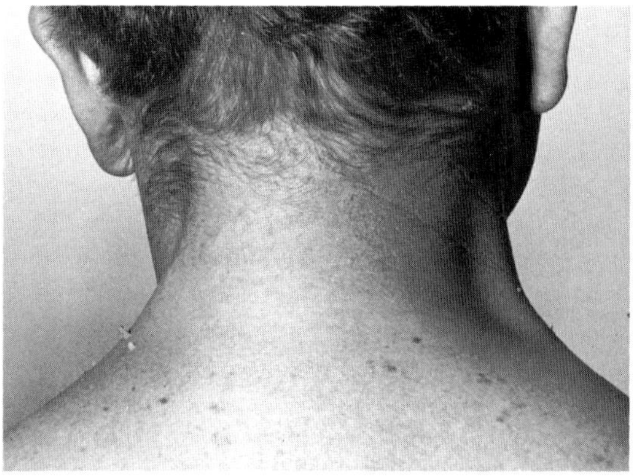

Beide Männer haben eine Asymmetrie der Nackenmuskulatur, wobei weniger Muskelmasse

auf der linken | auf der rechten

Seite vorhanden zu sein scheint. Welche Muskeln im Nackenbereich könnten betroffen sein?

Der 58jährige Patient hatte früher gelegentliche Episoden von akutem Torticollis und vor 2 Monaten eine hartnäckige, sehr schmerzhafte Brachialgie links mit ausstrahlenden Schmerzen bis in den linken Kleinfinger.

*Fall 27/1:* 58jähriger Mann. Radikuläres Syndrom C 8 links bei cervikaler Spondylose.

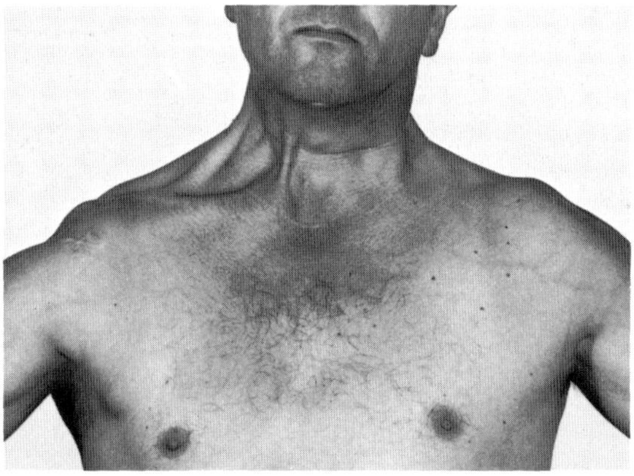

Beim 49jährigen Patienten fällt beim Anheben des rechten Armes auf, daß rechts supraclavikulär der Muskel, welcher die abfallende Schulterlinie vom Nacken zum Acromion bildet, dünner ist und daß davor der Rand des M. levator scapulae sichtbar ist. Während der linke M. sternocleidomastoideus gut sichtbar ist, fehlt der rechte und das Platysma wird dafür kräftig eingesetzt (scharfer, fast vertikal verlaufender Muskelrand).

*Fall 27/2:* 49jähriger Mann. Ausfall des rechten N. accessorius (und Syringomyelie) bei basaler Impression.

Beide Frauen haben eine Asymmetrie der Schultern. Eine Schulter ist tiefer. Welche?

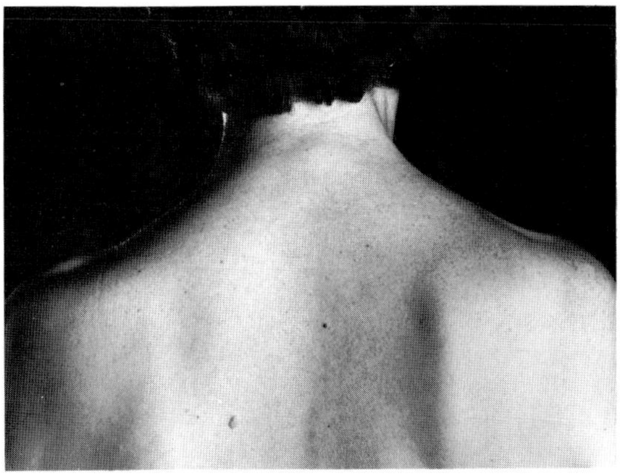

Bei der 66jährigen die linke Schulter.

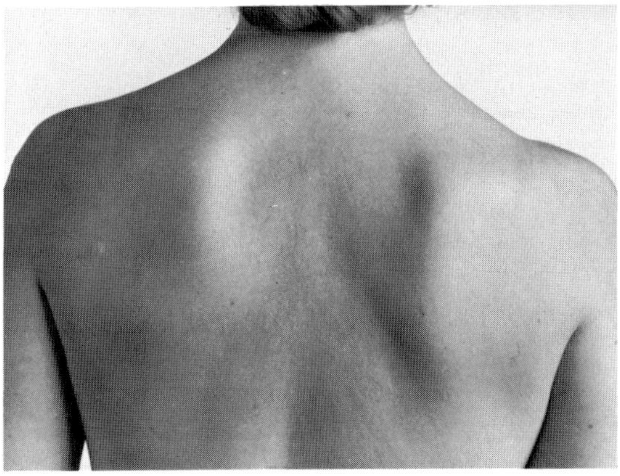

Bei der 25jährigen die rechte Schulter.

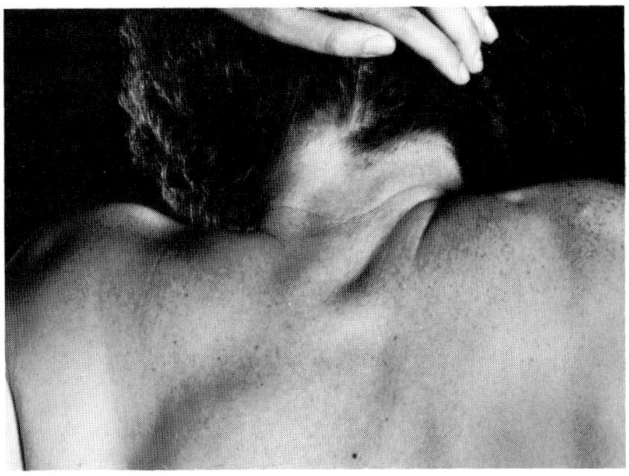

Bei aktivem Schulterheben kontrahiert sich der Muskelwulst links zwischen Nacken und Acromion weniger.

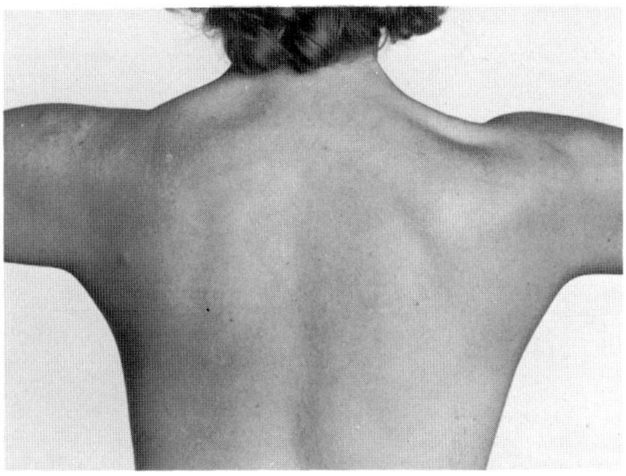

Beim Armheben seitwärts erscheint der Muskel zwischen Nacken und rechter Schulter dünner,

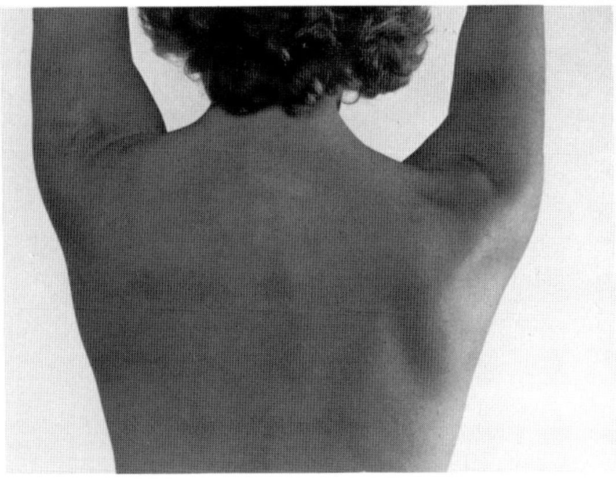

bei der Armhochhalte kippt das Schulterblatt stärker nach vorne von der Wirbelsäule weg.

Von vorne findet sich ein wichtiger Unterschied bei beiden Frauen.
In beiden Fällen ist eine Portion eines großen Nacken-Schulter-Muskels ausgefallen. Welcher?

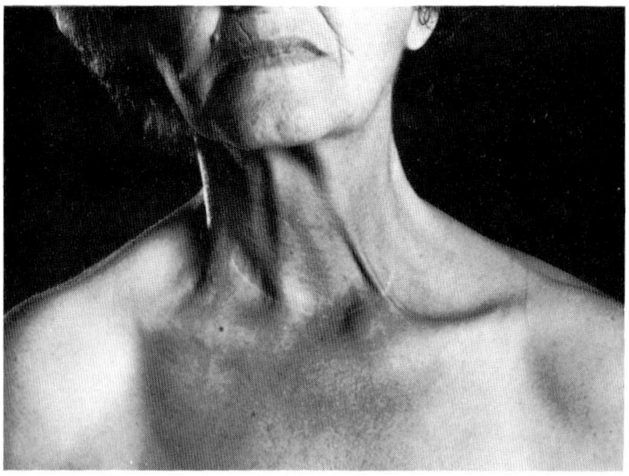

Der weniger kräftige Muskelwulst an der linken Nacken-Schulterkontur ist deutlich sichtbar. Auf der paretischen linken Seite ist der M. sternocleidomastoideus nicht eindeutig sichtbar, während er auf der gesunden rechten Seite kräftig hervortritt.

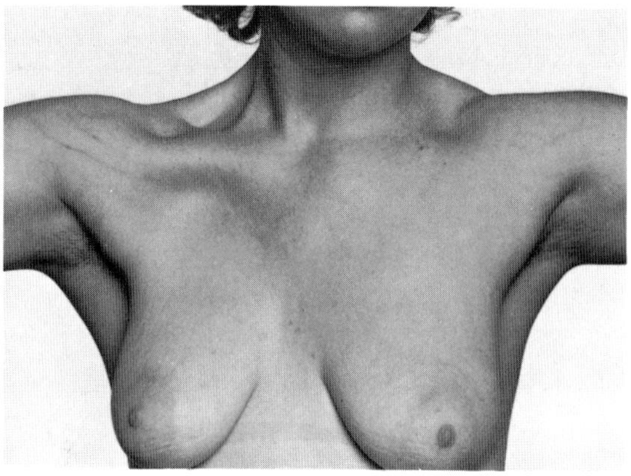

Beim Armheben ist wiederum auf der betroffenen rechten Seite der weniger kräftige Muskelwulst zwischen Nacken und Schulter deutlich. Hingegen ist der M. sternocleidomastoideus auf dieser Seite im Gegensatz zur Patientin 28/1 links gut sichtbar.

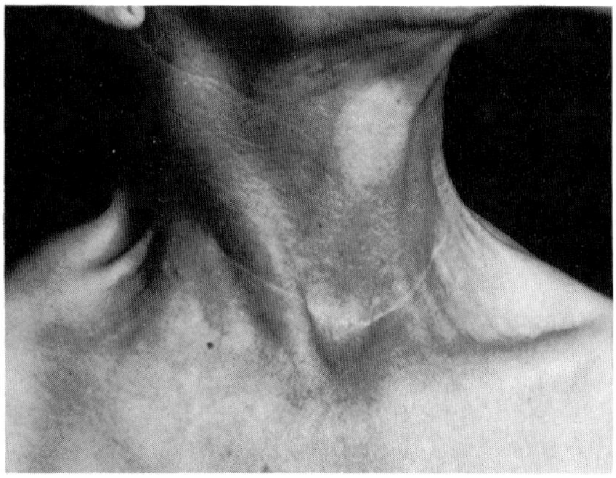

*Fall 28/2:* 25jährige Frau, 10 Wochen nach einer Drüsenbiopsie im seitlichen Halsdreieck rechts. Isolierte Läsion des Accessoriusastes zum oberen Trapeziusanteil.

◁

Die Seitendifferenz ist beim Kopfwenden sehr deutlich ähnlich wie bei Fall 28/3, S. 75

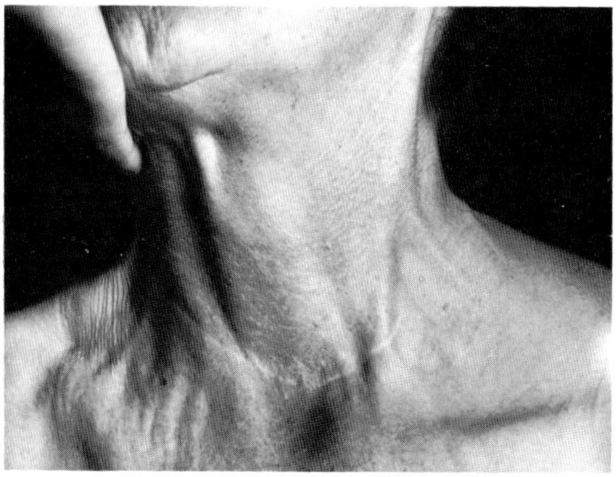

*Fall 28/1:* 66jährige Frau mit progredienter Läsion der Nn. glossopharyngicus, vagus und accessorius (Siebenmann-Syndrom). Negatives Ergebnis der neuroradiologischen Untersuchungen. In den vorliegenden Abbildungen ist die Accessoriusparese dargestellt mit Ausfall des oberen Trapeziusrandes und des M. sternocleidomastoideus.

Die fehlende Kontraktion des rechten M. sternocleidomastoideus im Gegensatz zum gut sichtbaren rechten Muskel ist besonders deutlich, wenn der Kopf gegen Widerstand nach vorne gedrückt wird.

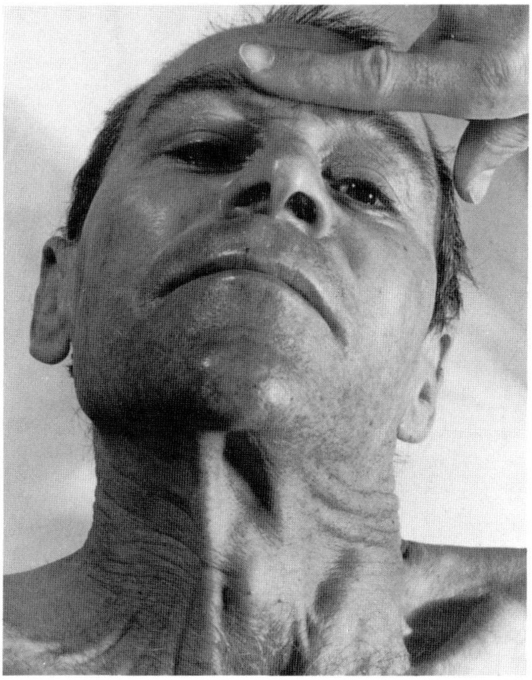

*Fall 28/3:* 56jähriger Mann mit rechtsseitiger Accessorius-Stamm-Parese.

In den drei Fällen 28/1–28/3 ist der gleiche Hirnnerv betroffen (wie übrigens auch im Fall 27/2 auf S. 72), jedoch mit unterschiedlicher Lokalisation der Läsion.

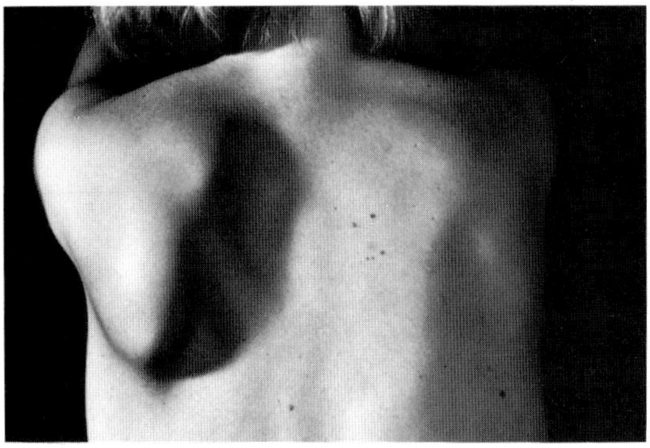

Das linke Schulterblatt steht beim Anpressen der ausgestreckten Arme gegen eine Wand flügelartig vor. Welcher Muskel ist hier gelähmt und von welchem Nerven wird er innerviert?

*Fall 29/1:* Parese des M. serratus lateralis, der vom N. thoracicus longus innerviert wird, mit Scapula alata nach möglicher neuralgischer Schulteramyotrophie bei einer 30jährigen Frau.

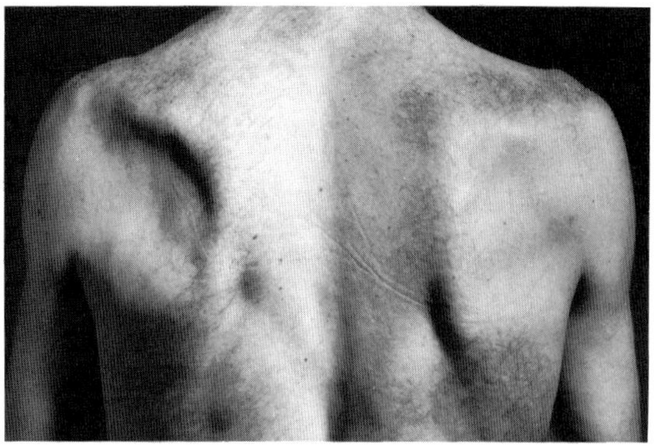

Auch an diesem linken Schulterblatt stimmt etwas nicht. Welcher Muskel ist im vorliegenden Fall atrophisch? Von welchem Nerv wird dieser innerviert?

*Fall 29/2:* Läsion des N. suprascapularis links mit gut sichtbarer Atrophie des M. infraspinatus (und des M. supraspinatus) nach Schultertrauma.

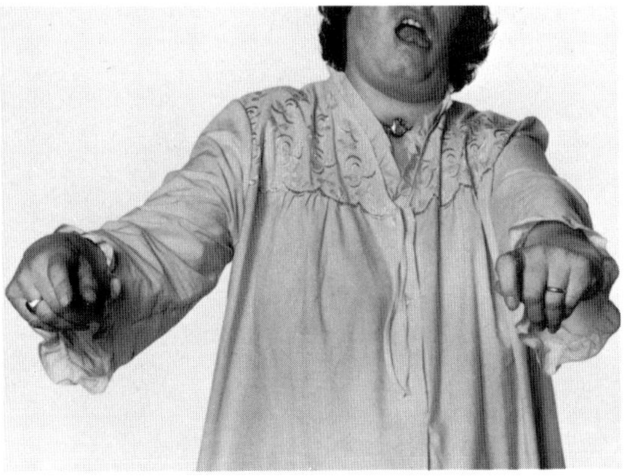

Diese 42jährige Frau kann die Arme nach vorne fast nicht gegen die Schwerkraft heben. Man sieht ihr die Anstrengung geradezu an.

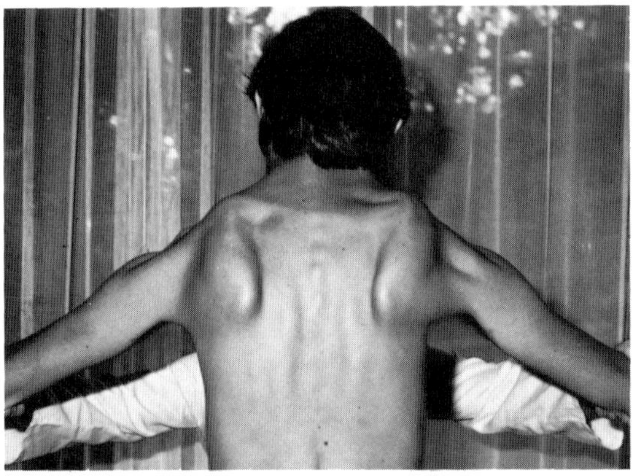

Der 18jährige Jüngling kann die Arme auch nicht gegen Widerstand hochheben. Hierbei treten beide Schulterblätter auffallend stark hervor.

Bei beiden Patienten fällt auch am Gesicht etwas auf.

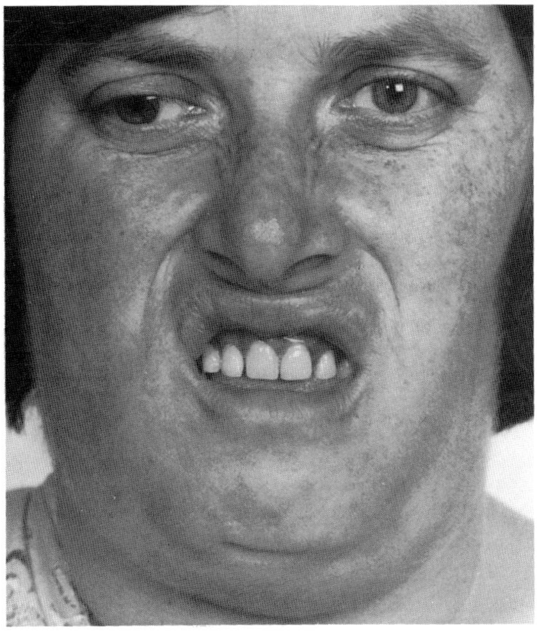

Bei der Frau ist das Zähnezeigen kraftlos und zugleich fällt ein Auswärts- und Abwärtsschielen des rechten Auges auf. Die bisher gezeigten Elemente genügen, um eine Vermutungsdiagnose zu stellen (sofern Sie auf S. 76 links unten auch wirklich alles beachtet haben).

*Fall 29/3:* 42jährige Frau, die seit 20 Jahren an einer Myasthenie leidet. Die Diagnose wird beim Nachweis einer Schwäche von Schultergürtelmuskeln, Gesichtsmuskulatur und Augenmuskeln schon sehr wahrscheinlich. Sie mußte wegen Ateminsuffizienz auch tracheotomiert werden, wie auf S. 76 li. unten sichtbar.

▷

Die Ansicht des ganzen Patienten hilft Ihnen hier bei der Diagnosestellung.

*Fall 29/4:* Fazio-scapulo-humerale Form der progressiven Muskeldystrophie bei 18jährigem Jüngling.

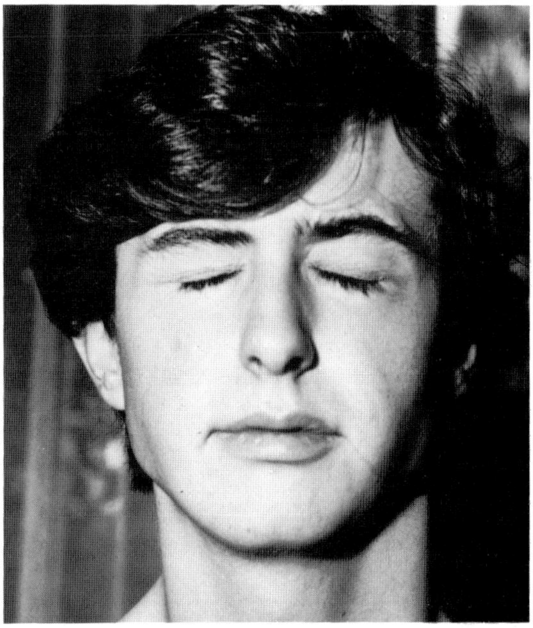

Der junge Mann kann trotz größter Anstrengung die Augen nicht kräftiger als hier gezeigt, schließen.

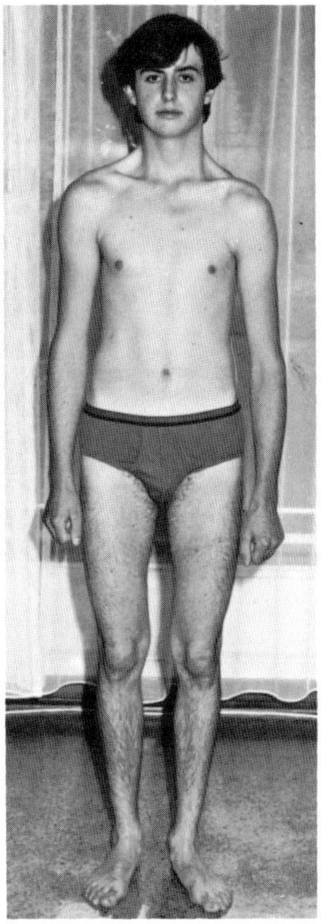

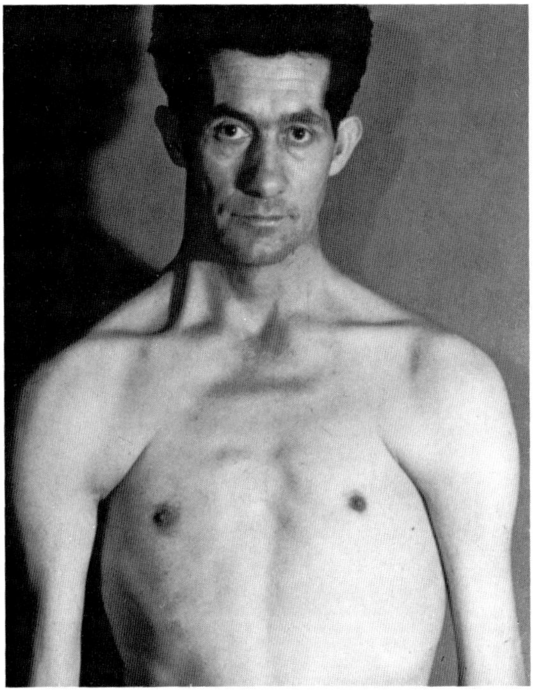

Die Brustmuskulatur ist bei diesem 39jährigen Mann beidseits im Verlauf von Jahren allmählich atrophisch geworden. Wenn Sie genau beobachten, können Sie jetzt schon die Diagnose stellen.

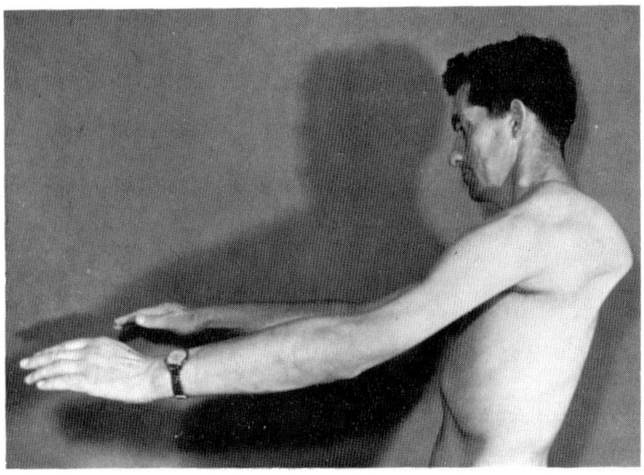

Beim Armhochheben stehen (beide) Schulterblätter flügelartig hervor. Ihre Diagnose?

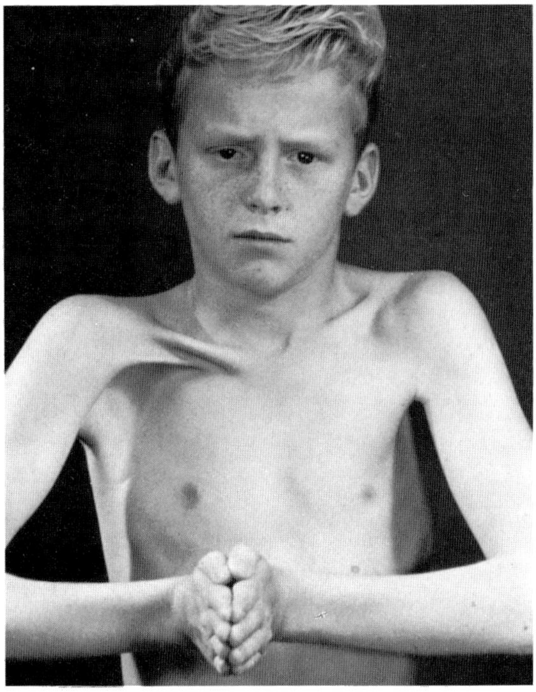

Bei diesem 14jährigen Knaben war seit jeher die Brustmuskulatur rechts weniger kräftig ausgebildet als links. Ihre Diagnose?

*Fall 29/6:* Agenesie des M. pectoralis rechts bei einem jetzt 14jährigen Jüngling.

◁

*Fall 29/5:* Schultergürtelform einer Dystrophia musculorum progressiva bei 39jährigem Mann. Sowohl die Mm. pectorales, als auch die Oberarmmuskeln und der M. serratus beidseits sind atrophisch und paretisch.

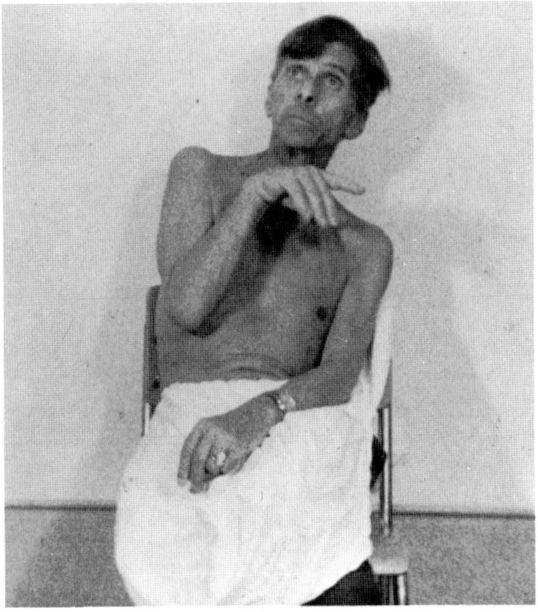

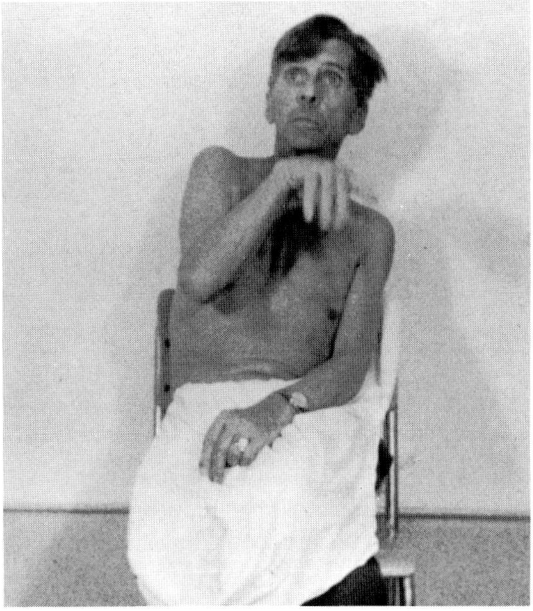

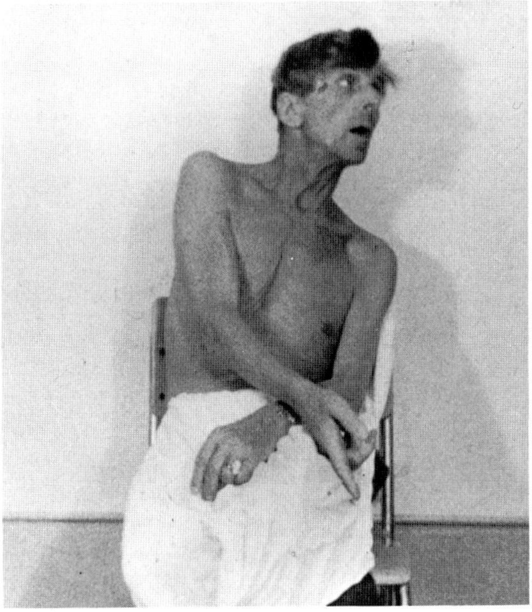

Bei diesem 71jährigen Mann war innerhalb von wenigen Monaten eine zunehmende Bewegungsunruhe der rechten Körperseite aufgefallen. Besonders der rechte Arm und die rechte Hand führten immer wieder ausfahrende, übertriebene Bewegungen aus. Die Aufnahmen stammen aus einem 16 mm-Film. Ihre Diagnose?

*Fall 30/1:* 71jähriger Mann mit seniler Hemichorea rechts.

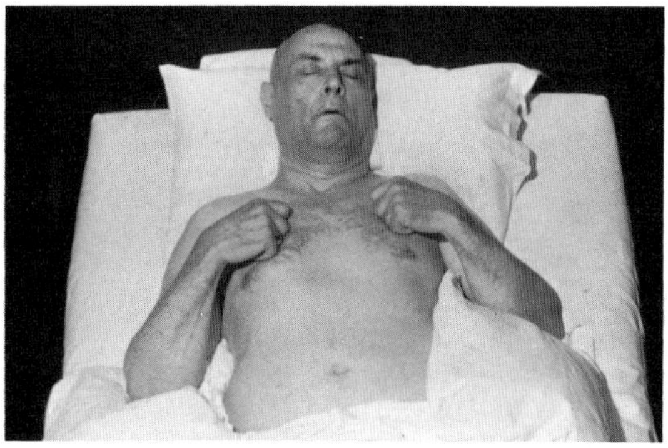

Der 68jährige Patient ist an den Beinen vollständig plegisch und kann die Arme nur noch im Ellenbogen beugen, nicht aber strecken. Auch kann er die Hände und Finger nicht mehr extendieren. Vom Schlüsselbein abwärts sowie an den lateralen Hand- und Armkanten beidseits hat er kein Gefühl mehr. Wo lokalisieren Sie den Schaden?

*Fall 30/2:* (Traumatische) Querschnittsläsion auf Höhe des Segmentes C 7. Die von Segment C 6 innervierten Beuger des Ellenbogens funktionieren, während eine Lähmung der vorwiegend von C 7 innervierten Ellenbogenstrecker und der Dorsalextensoren von Hand und Fingern besteht.

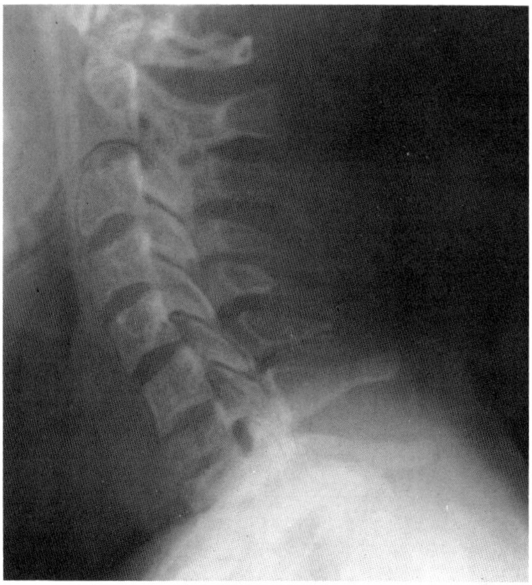

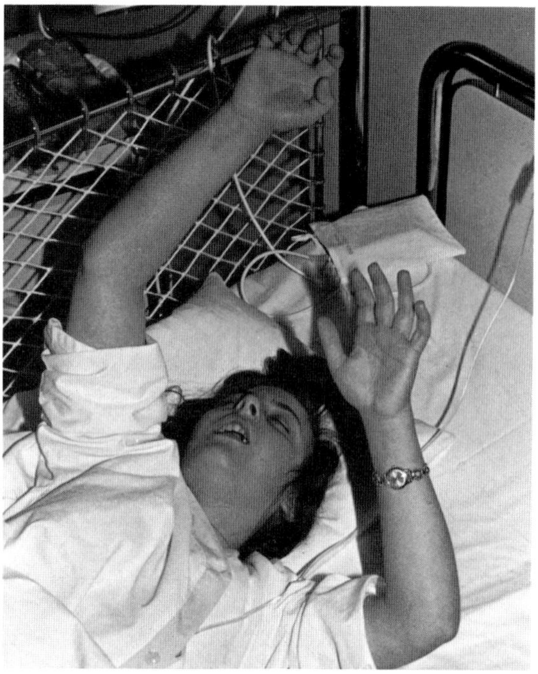

Bei diesem 19jährigen Mädchen traten bei unauffälligem neurologischen Untersuchungsbefund im Bett immer wieder Anfälle auf, während welchen sie stöhnte, ziellos und nicht rhythmisch die Arme und Hände bewegte, die Augen fest zupreßte und auf Rufen nicht reagierte. Dies dauerte meist mehrere Minuten und trat besonders dann auf, wenn Schwestern oder Arzt oder Besucher ins Zimmer traten. Ihre Vermutungsdiagnose?

*Fall 30/3:* Hysterischer Anfall. Gegen eine Dämmerattacke bei Schläfenlappenepilepsie spricht das Stöhnen, das aktive Zukneifen der Augen und das Auftreten vor „Publikum".

◁

Der hier sichtbare Prozeß (bei einer anderen Patientin) könnte zum gleichen klinischen Bild führen wie bei Fall 30/2 gezeigt.

*Fall 30/4:* Destruierter Wirbelkörper C 7 bei Metastase eines Melanoms bei einem 22jährigen Mädchen.

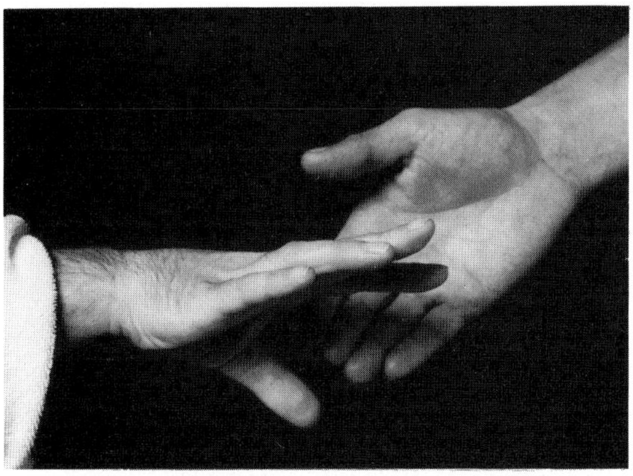

Links im Bild die Hand einer 33jährigen Patientin, die gerade eine zum Gruß hingehaltene Hand ergreifen will. Was fällt auf? Was vermuten Sie?

*Fall 30/5:* 33jährige Frau mit progredienter Dystonie, wahrscheinlich bei einer neuronalen Lipidspeicherkrankheit.

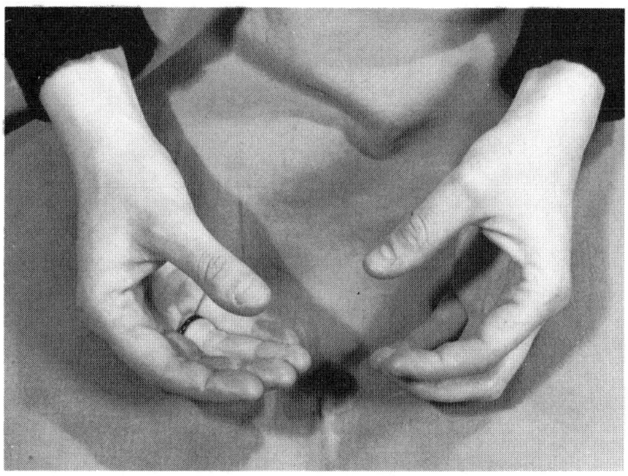

Bei dieser jungen Frau sowie bei zahlreichen Blutsverwandten besteht in der Kälte eine auffällige Bewegungshemmung der Gesichts- und Extremitätenmuskeln. Besonders an den Händen (die vor der Aufnahme in kaltes Wasser gehalten wurden) ist dies deutlich. Ihre Vermutungsdiagnose?

*Fall 30/6:* Paramyotonia congenita (Eulenburg) bei einer jungen Frau aus einer Familie, die mit diesem Leiden behaftet ist.

▷

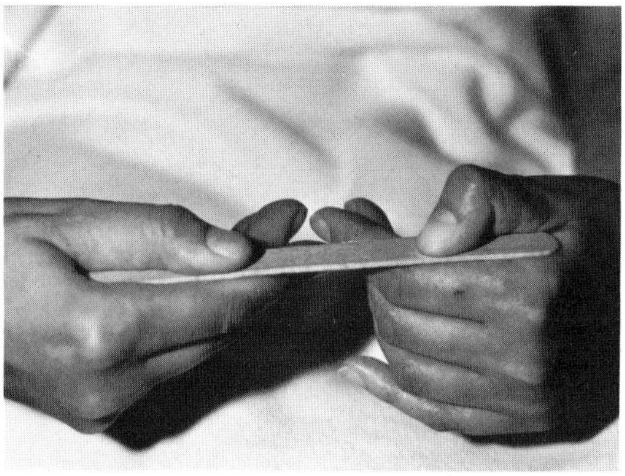

Die Daumenhaltung an der linken Patientenhand beim kräftigen Zug am Spatel ist auffallend. Wie nennt man dieses Zeichen? Für die Lähmung welches Nerven ist es charakteristisch? Wie erklärt man sein Auftreten? Auf welcher Höhe ist im vorliegenden Fall der Nerv lädiert?

*Fall 30/7:* 36jährige Patientin mit einer traumatischen Ulnarisparese links nach Ellenbogenfraktur. Das hier gezeigte Froment-Zeichen kommt dadurch zustande, daß anstelle des gelähmten (ulnarisinnervierten) Adductor pollicis der (medianusinnervierte) Flexor pollicis longus eingesetzt wird. Daß es sich hier wohl um eine hohe Ulnarisläsion handelt, kann bei Beachtung des Kleinfingers links vermutet werden: Das Endglied, das von dem am Vorderarm vom Ulnaris innervierten M. flexor digitorum profundus (IV/V) flektiert wird, ist auffallend gestreckt.

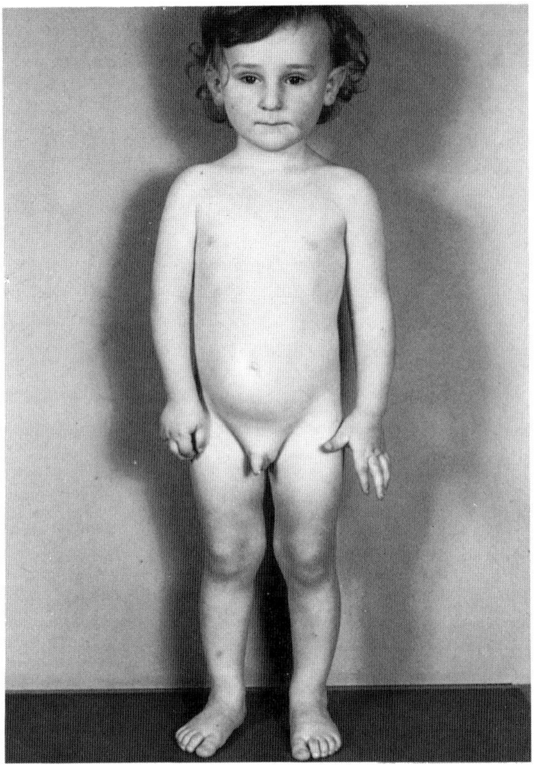

Bei dem jetzt $2^{10}/_{12}$ Jahre alten Knaben fiel bald nach der Geburt auf, daß er nur den linken Arm bewegte. Was liegt vor?

*Fall 31/1:* Geburtstraumatische, anfänglich totale, jetzt vorwiegend untere Armplexusparese rechts bei einem 2 Jahre und 10 Monate alten Knaben.

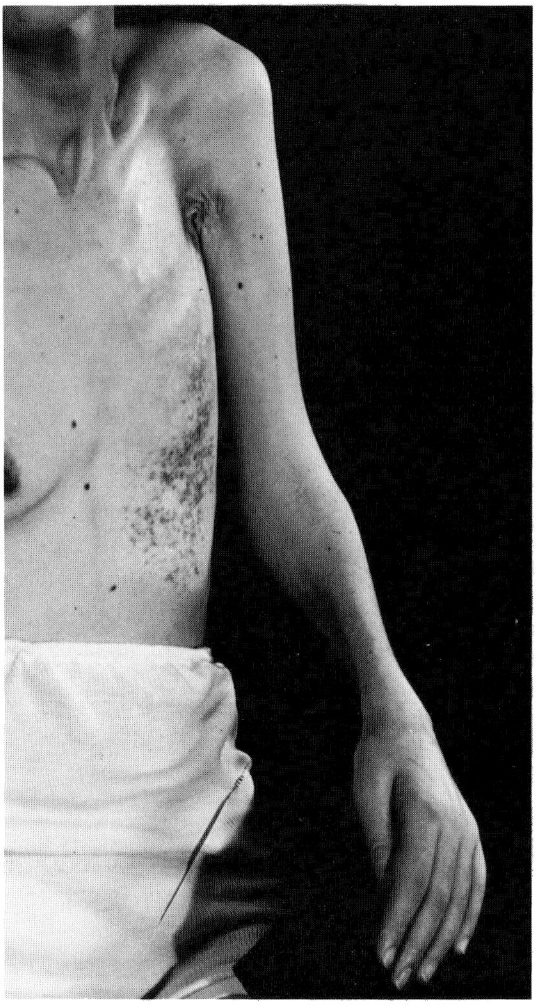

Bei der 35jährigen Frau entwickelte sich im Verlauf eines Jahres anfänglich mit starken Brachialgien eine Lähmung des ganzen linken Armes. Man kann bei genauer Betrachtung des Bildes auch die möglichen Ursachen vermuten.

*Fall 31/2:* 35jährige Frau mit vollständiger Armplexusparese links. Die Lähmung trat 3 Jahre nach Mamma-Amputation wegen Carcinoms und anschließender Röntgenbestrahlung auf. Man sieht die strahlenbedingten Hautveränderungen an der Brustwand und der Axilla. Es handelte sich hier um eine strahlenbedingte Armplexusläsion. Eine tumorbedingte Form hätte den gleichen Aspekt.

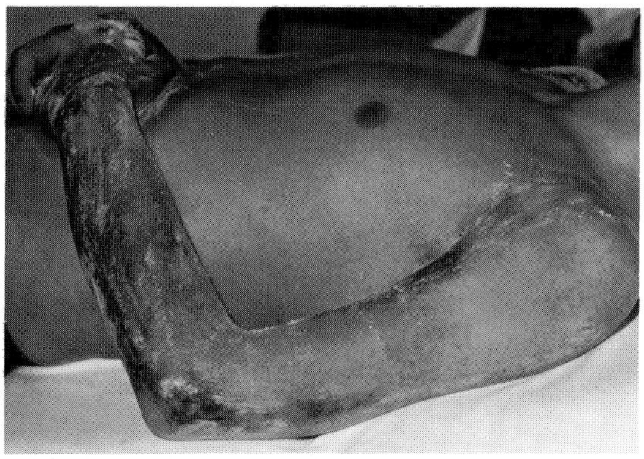

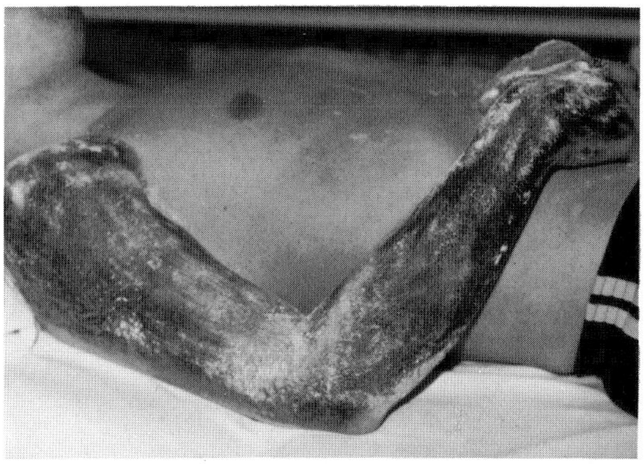

Bei einem 20jährigen Mann besteht links eine Lähmung verschiedener Schultermuskeln und des M. biceps brachii. Er hat auch eine Sensibilitätsstörung an der proximalen Außenseite des Oberarmes. Im oben gezeigten Test keine Schweißsekretion im Bereiche der sensiblen Ausfälle.

Rechts normale Schweißsekretion und übrigens auch ein normal konturierter M. biceps.

Vermuten Sie den Ort der Läsion im Bereiche der 5. und 6. cervikalen Wurzel oder des Armplexus? Welche Überlegungen sind hierfür wegleitend?

*Fall 31/3:* Traumatische obere Armplexusparese links bei 20jährigem Mann. Die Fasern für die Schweißsekretion verlassen das Rückenmark nur über die Wurzeln zwischen Th 2 und L 3, um dann nach Umschaltung in den Grenzstrangganglien auf die peripheren Spinalnerven zu gelangen. Es kann hier somit keine Wurzelläsion vorliegen.

▷

Es fallen Atrophien von Schulter- und Oberarmmuskeln auf, sowie wulstartige Unregelmäßigkeiten am M. biceps brachii. Was könnte dies sein?

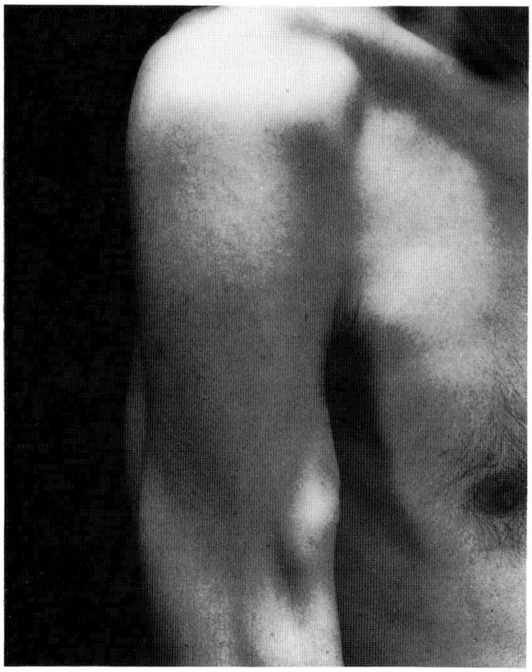

*Fall 31/4:* Der 26jährige Patient leidet an einer Dystrophia musculorum progressiva. Vereinzelte Teile des M. biceps brachii sind noch vom dystrophischen Prozeß verschont („boules musculaires").

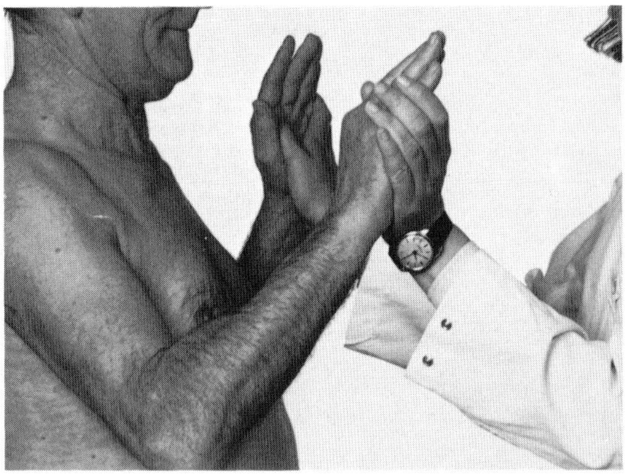

Bei diesem 62jährigen Mann besteht eine Schwäche für das Strecken des linken Ellenbogens gegen Widerstand.

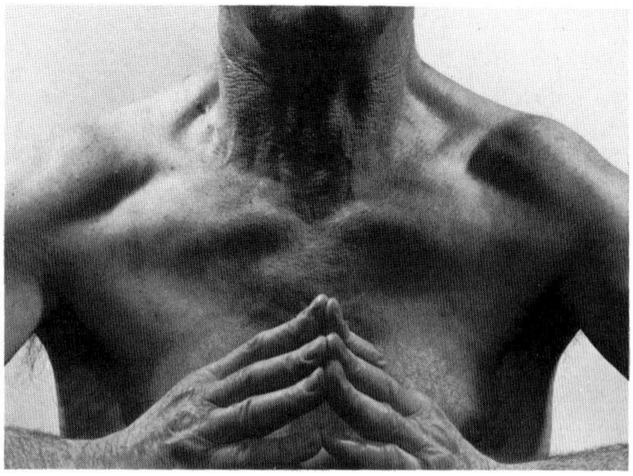

Außerdem weist er beim Zusammenpressen der Hände vor der Brust links im unteren Brustmuskel weniger Muskulatur auf.

Wenn Sie wissen, welche Gemeinsamkeiten die hier getesteten Muskeln haben, dann können Sie die Diagnose stellen.

*Fall 31/5:* Radikuläres Syndrom C 7 bei einer schweren cervikalen Spondylose bei 62jährigem Mann.

Dieser Säugling ist 2 Tage alt. Es fiel auf, daß er das linke Händchen nie im Handgelenk dorsalextendierte. Auf dem Bild schlecht sichtbar ist eine leicht gerötete, stecknadelkopfgroße Stelle an der Oberarmaußenseite (auf dem Bilde markiert). Ihre Vermutungsdiagnose?

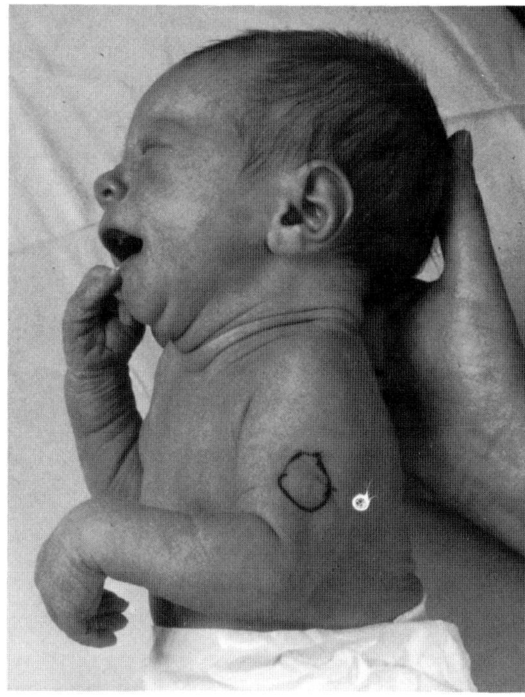

*Fall 32/1:* 2 Tage alter Säugling. Radialisparese links bei intrauterinem Druck im Bereiche des Oberarmes (Druckmarke an der linken Oberarmaußenseite). Die Lähmung hat sich vollständig zurückgebildet.

▷

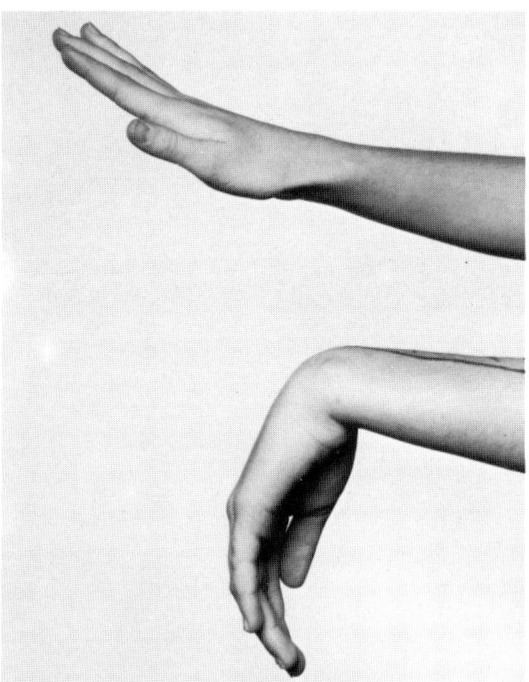

Bei dem 13jährigen Mädchen trat vor 6 Wochen die hier sichtbare Lähmung der linken Hand nach einer Oberarmfraktur plötzlich auf.

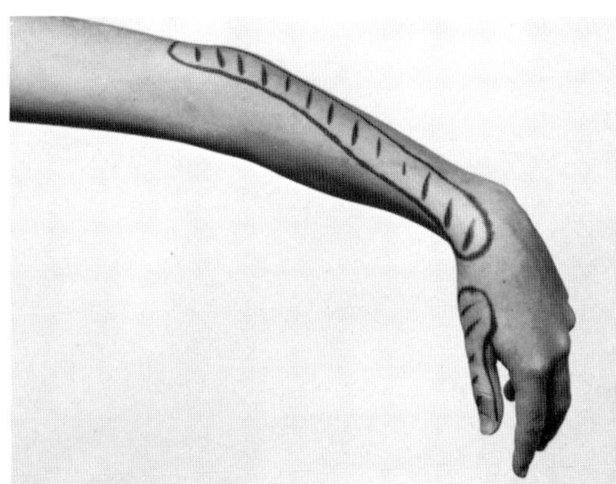

Auch die Sensibilität ist im eingezeichneten Gebiete aufgehoben.

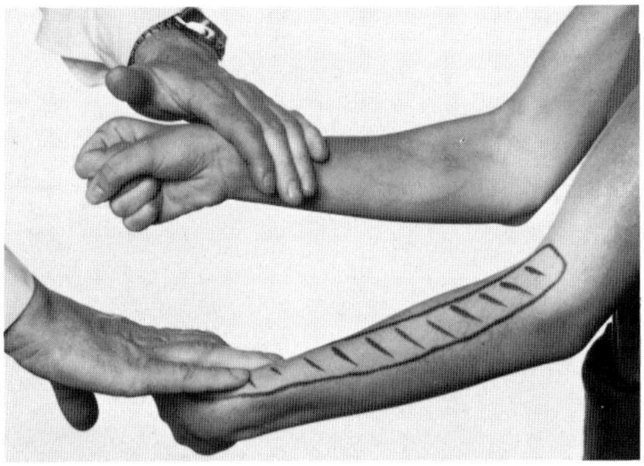

Beim Flektieren des Ellenbogens in Mittelstellung gegen Widerstand fällt die fehlende Kontraktion des M. brachioradialis links auf. Das linke Handgelenk kippt beim Faustschluß (im Rahmen der allgemeinen Anstrengung) nach volar um.

*Fall 32/2:* Traumatische Radialisparese links 6 Wochen nach Oberarmfraktur bei 13jährigem Mädchen. Vollständige Erholung.

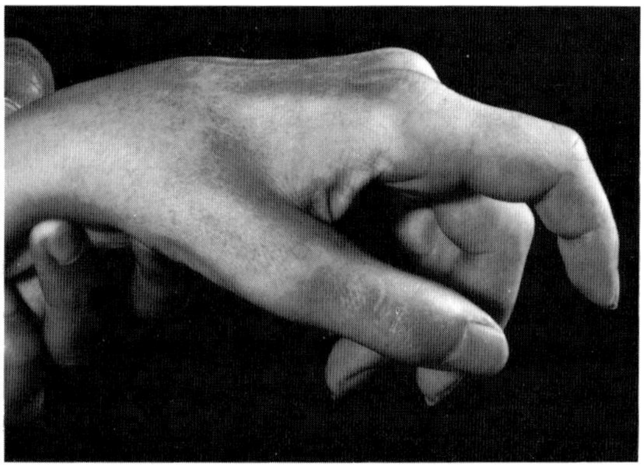

52jährige Frau, bei welcher langsam über viele Monate eine zunehmende Schwäche für die Dorsalextension der rechten Hand auftrat.

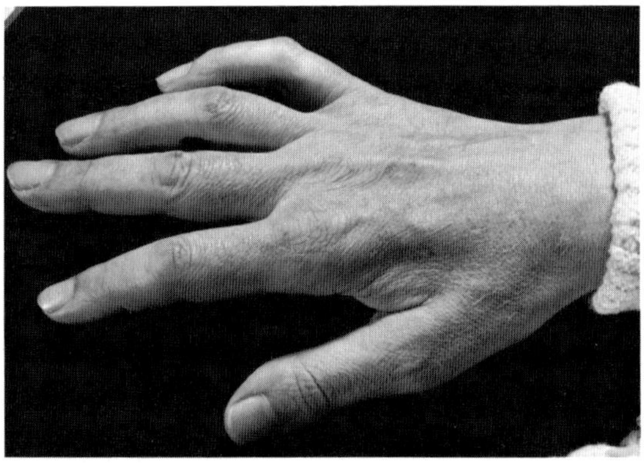

Zugleich allerdings fand sich auch eine ausgedehnte Atrophie in verschiedenen Muskelgruppen, so zum Beispiel an kleinen Handmuskeln beidseits. Die Sensibilität war überall völlig intakt. Was vermuten Sie?

*Fall 32/3:* 52jährige Frau mit einer spinalen Muskelatrophie, hier im Rahmen einer myatrophischen Lateralsklerose.

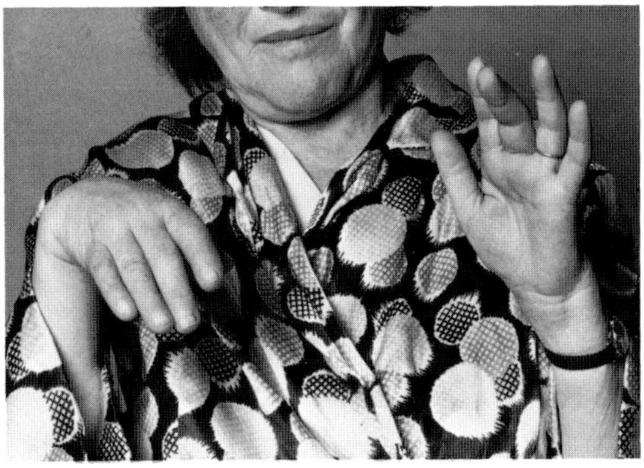

Diese 67jährige Frau hatte innerhalb weniger Wochen zunächst eine Lähmung für die Dorsalextension der rechten Hand mit Sensibilitätsstörungen am Handrücken. Bald trat aber auch eine Parese für das Spreizen der Finger links hinzu mit Krallenstellung, besonders der zwei lateralen Finger, und einer Sensibilitätsstörung vor allem des Kleinfingers. Welche zwei Nerven sind rechts, bzw. links betroffen?

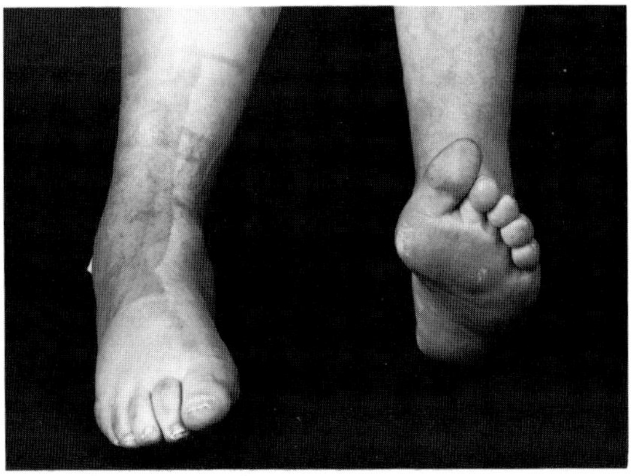

Der rechte Fuß konnte im Gegensatz zum linken nicht dorsalextendiert werden und der laterale Fußrand konnte nicht gehoben werden. Welcher Nerv ist rechts am Bein betroffen? Wie lautet Ihre Krankheitsdiagnose bei dieser Patientin?

*Fall 32/4:* 67jährige Frau mit einer „Polyneuritis multiplex" (N. radialis, N. ulnaris, N. peronaeus) bei allergischer Vaskulitis.

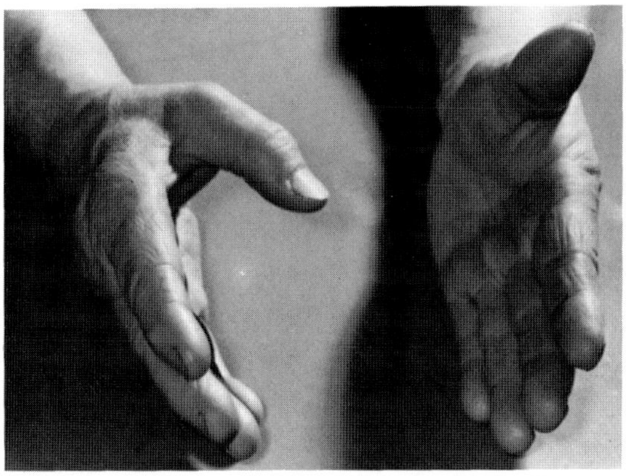

Diese Frau, die früher Episoden von Gelenkschmerzen durchgemacht hatte, konnte plötzlich den rechten Daumen nicht mehr strecken. Keinerlei andere Parese. Keine Sensibilitätsstörungen. Was vermuten Sie?

*Fall 32/5:* Abriß der Sehne des M. extensor pollicis longus rechts („Trommlerlähmung") bei einer Frau mit „Gelenkrheumatismus".

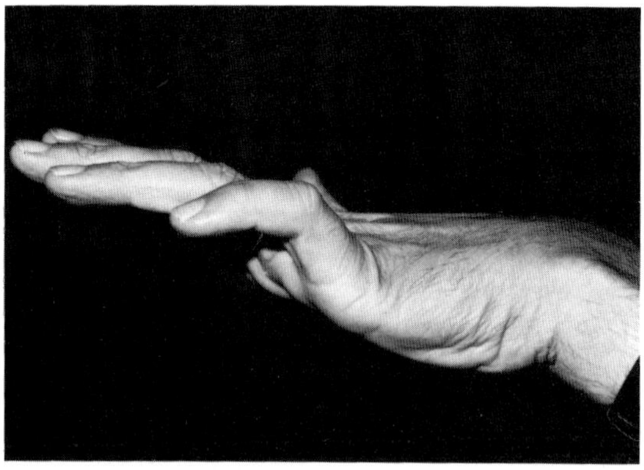

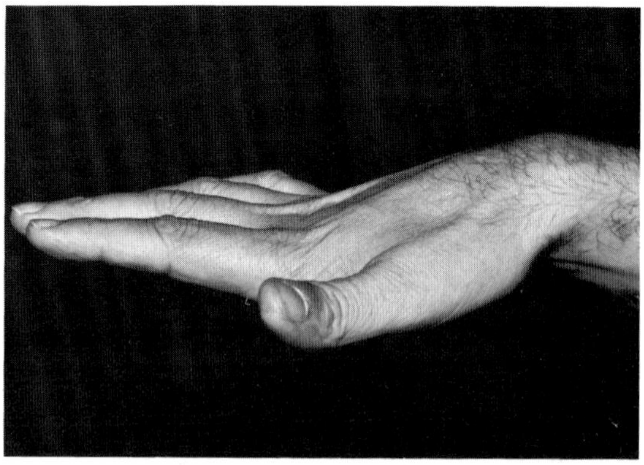

Bei diesem 47jährigen Patienten war die hier dargestellte hochgradige Atrophie und Parese der kleinen Handmuskeln beidseits im Rahmen einer ausgedehnteren Lähmung aufgetreten. Diese war innerhalb weniger Tage von den Beinen aufgestiegen und hatte die Arme und zeitweise auch die Atemmuskulatur betroffen. Ganz zu Beginn waren auch Parästhesien der Füße und der Fingerkuppen vorhanden gewesen. Wie lautet Ihre Diagnose?

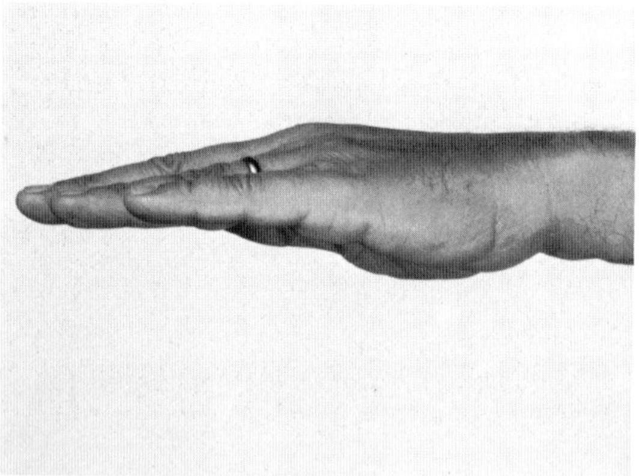

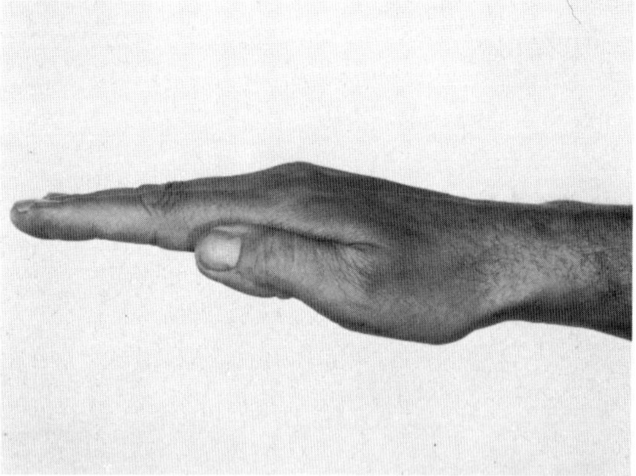

Wenn Sie eine grundsätzlich reversible Erkrankung vermutet haben, so hatten Sie Recht: 8 Monate später sind beidseits die Atrophien und die Paresen verschwunden.

*Fall 33/1:* Polyradikulitis Guillain-Barré bei 47jährigem Mann.

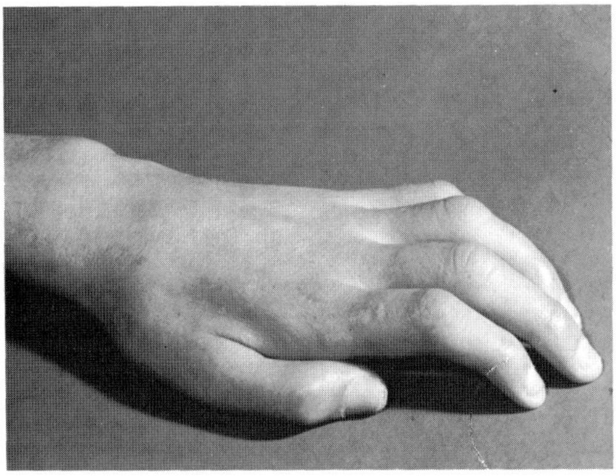

Hand eines 25jährigen Mannes, 6 Monate nach einer traumatischen Schulterluxation links. Die Hand und der Großteil des Armes waren noch völlig gefühllos. Ihre Diagnose?

*Fall 33/2:* Vorwiegend untere Armplexusparese links bei 25jährigem Mann.

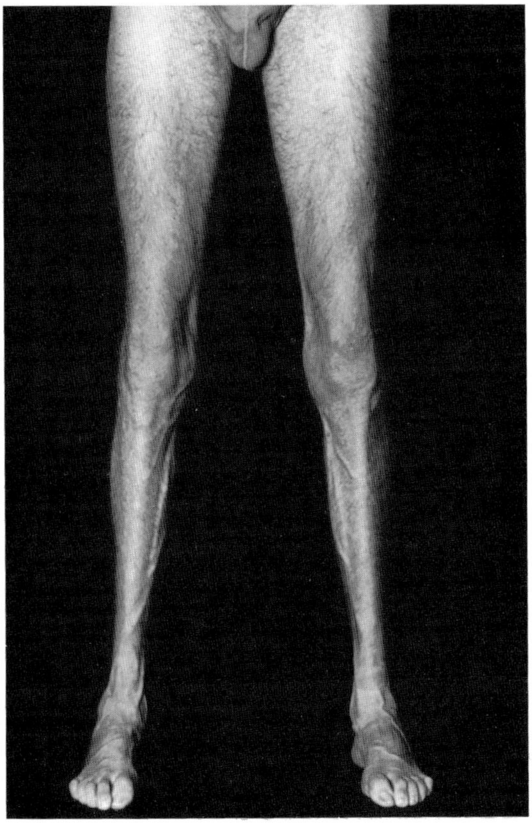

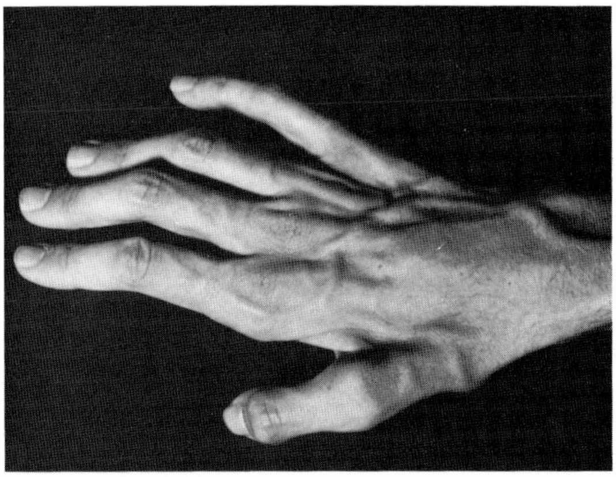

Bei diesem 29jährigen Manne hatte sich die Muskelatrophie beider Hände (auch links identisches Bild) ganz allmählich im Laufe von Jahren entwickelt. Sie war sowohl dorsal

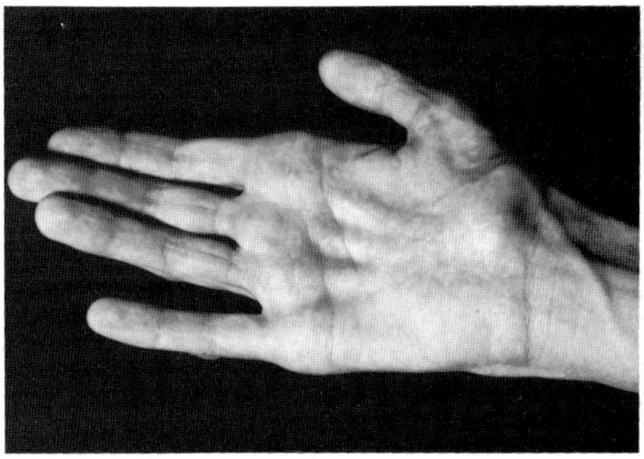

als auch volar deutlich zu sehen. Die Sensibilität war nur ganz unbedeutend beeinträchtigt.

◁

An den Beinen fallen die sehr hageren Unterschenkel auf. Die Füße können übrigens aktiv nicht nach dorsal extendiert werden. In der Familie sind ähnliche Fälle vorhanden. Wie lautet Ihre Diagnose?

*Fall 33/3:* 29jähriger Mann mit einer hereditären motorischen und sensiblen Neuropathie vom Typ I (neurale (peroneale) Muskelatrophie Charcot-Marie-Tooth).

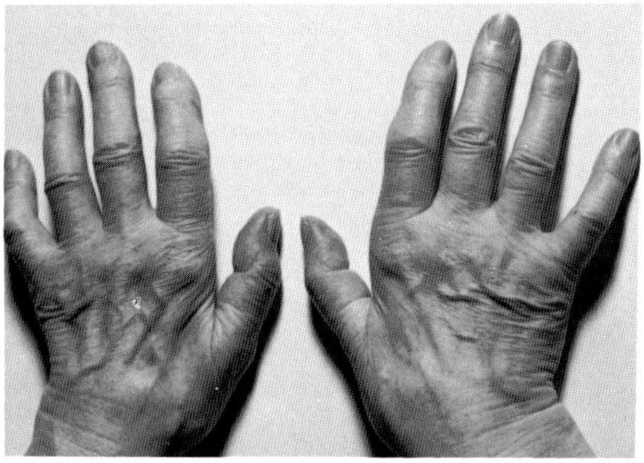

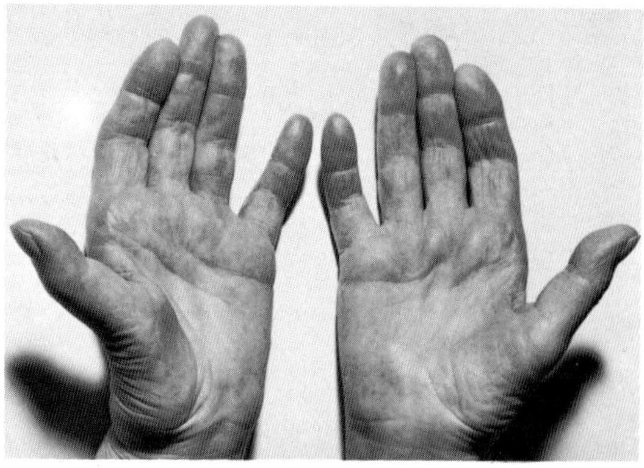

Die Hände dieser 78jährigen Frau zeigen sowohl dorsal wie auch volar eine Atrophie der kleinen Handmuskeln. Es besteht eine ähnliche Störung distal an den Beinen, eine Areflexie, sowie an allen 4 Extremitäten eine handschuhförmige, bzw. sockenförmige Hypästhesie. Ihre Diagnose?

*Fall 33/4:* Gemischte motorische und sensible Polyneuropathie bei 78jähriger Frau. Ätiologie nicht gesichert jedoch wahrscheinlich vaskulitisch.

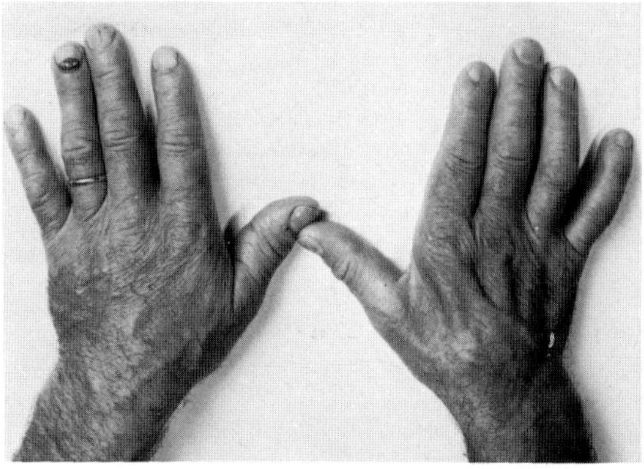

Bei diesem 51jährigen Mann besteht rechts eine Atrophie, die nicht nur das I. Spatium interosseum, sondern auch die anderen betrifft. Auch der Hypothenar ist leicht atrophisch.

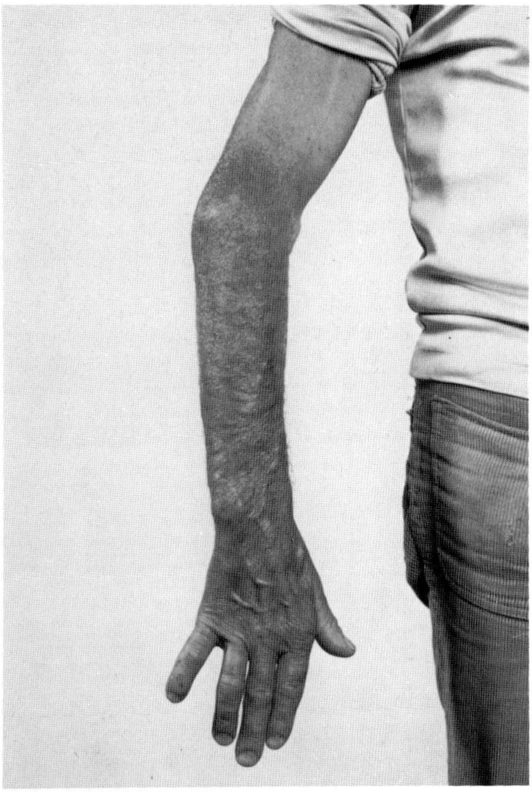

Der Patient hatte im Alter von 12 Jahren eine Ellenbogenfraktur rechts erlitten, die eine Deformation und Streckhemmung zurückließ

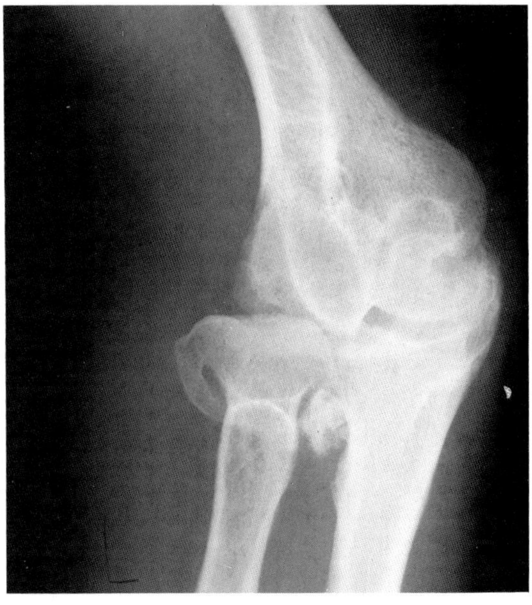

und auch im Röntgenbild sichtbar blieb. Ihre Diagnose?

▷

*Fall 34/2:* Ulnarisparese links bei 51jährigem Mann, wahrscheinlich Spätparese nach klinisch gut geheilter Ellenbogenluxation rechts im Jugendalter.

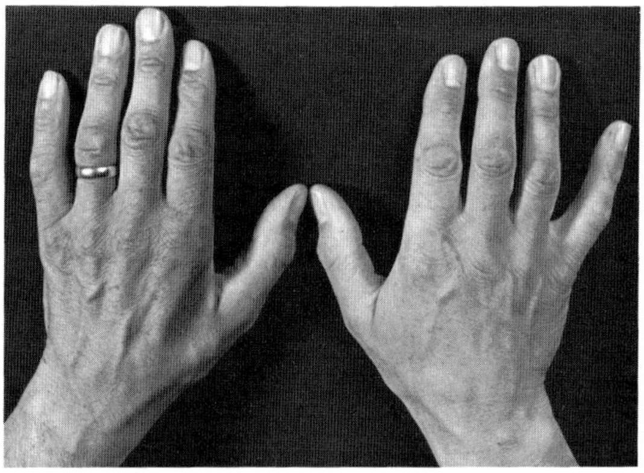

Bei diesem 45jährigen Mann findet sich links eine Atrophie.

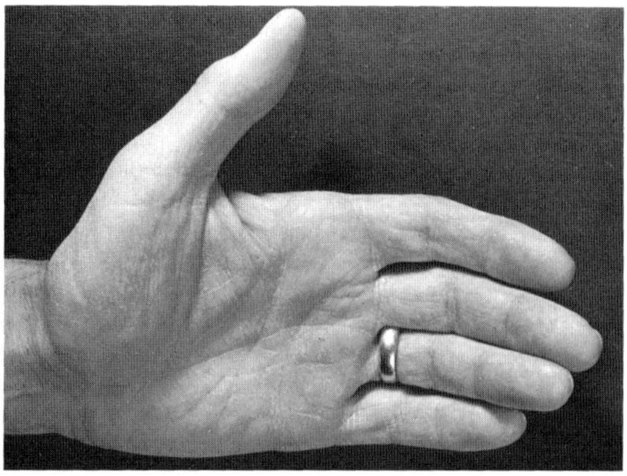

Im Vergleich zur normalen rechten Hand ist auch eine Atrophie des Adductor pollicis sichtbar. Sie können jetzt schon vermuten, welcher Nerv hier lädiert ist.

*Fall 34/1:* 45jähriger Mann mit Ulnarisspätparese links. Mit 12 Jahren Ellenbogenfraktur. Die ersten neurologischen Symptome traten jedoch erst im Alter von 43 Jahren, also 31 Jahre später, auf („Spätparese").

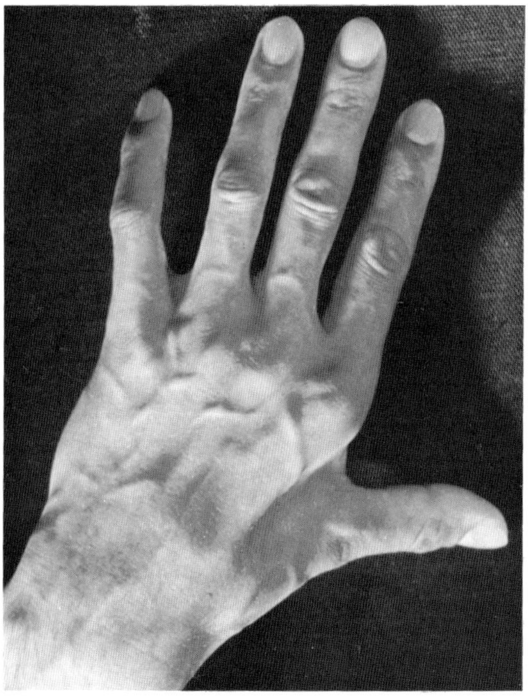

◁

Auch bei diesem 24jährigen Mann fällt das atrophische I. Spatium interosseum auf. Die Sensibilität war überall intakt. Hat er auch eine Ulnarisläsion? Überlegen Sie sich Ihre Stellungnahme gut! Beachten Sie den nicht atrophischen Hypothenar.

*Fall 34/3:* 24jähriger Mann mit einer isolierten Läsion des Ramus profundus nervi ulnaris links an der Handwurzel durch Ganglion.

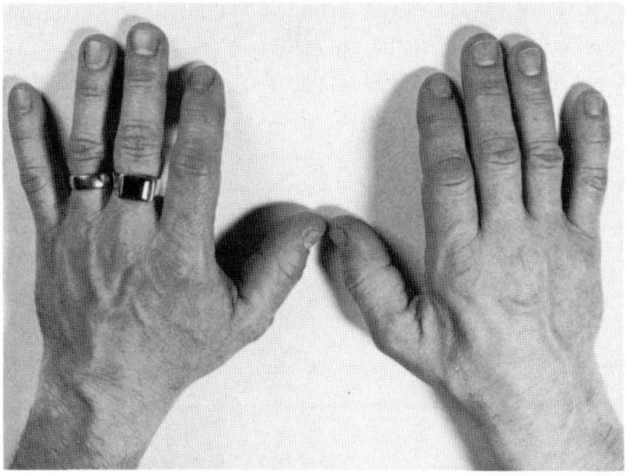

Dieser 40jährige Arbeiter hat wie der Patient 34/3 auf S. 92 eine Atrophie im I. Spatium interosseum rechts. Der Hypothenar war auch hier nicht atrophisch.

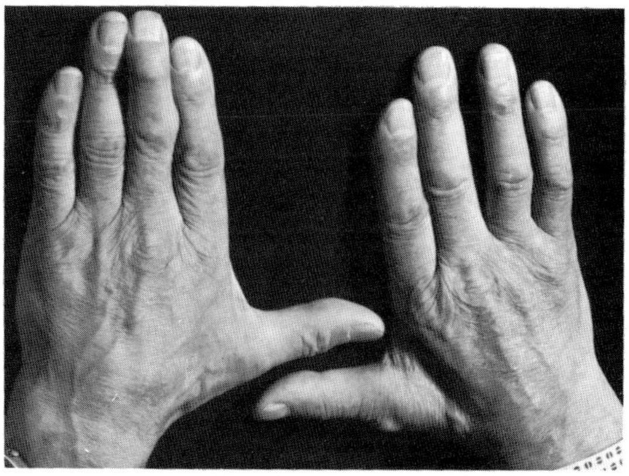

Auch dieser Mann hat eine Atrophie des I. Spatium interosseum rechts. Diese trat im Anschluß an einen Torticolli und eine sehr schmerzhafte Brachialgie rechts auf.

△

*Fall 34/5:* 61jähriger Mann mit radikulären Syndrom C8 rechts bei cervikaler Spondylose.

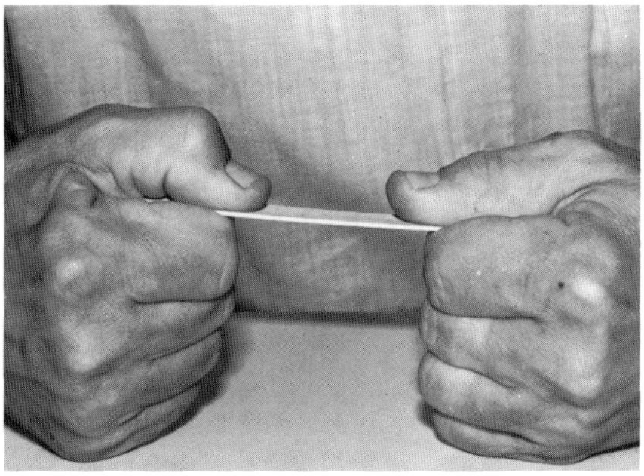

Die Flexion des Daumens beim kräftigen Festhalten eines Spatels zwischen Daumen und Zeigefinger ist deutlich. Wie heißt dieses Zeichen? (vgl. Abbildung S. 81 unten).

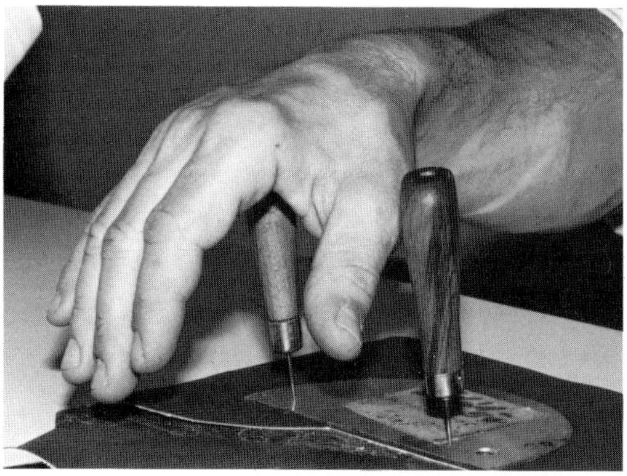

Seit etwa 6 Monaten hatte der Patient die hier gezeigte Tätigkeit aufgenommen. Diagnose?

*Fall 34/4:* Parese des Ramus profundus nervi ulnaris rechts bei 40jährigem Mann. Bei der täglichen Arbeit wird im Hypothenarbereich rechts Druck durch einen Pfriem ausgeübt. Das Froment-Zeichen ist positiv. Der vom Ramus superficialis innervierte Hypothenar ist ausgespart.

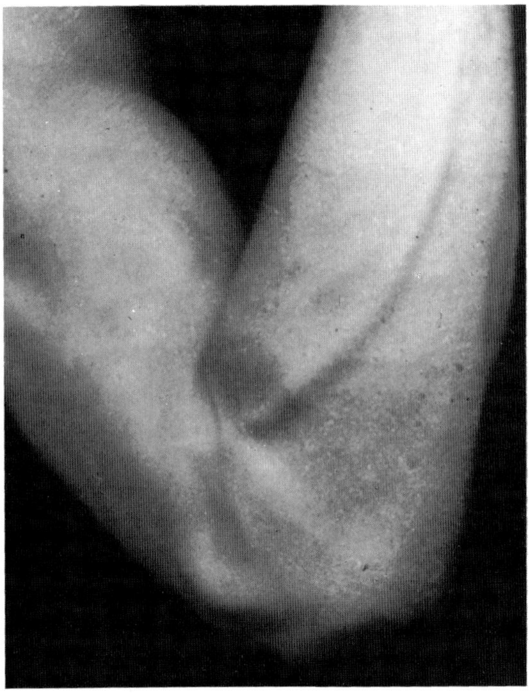

An der Innenseite des linken Ellenbogens fällt bei diesem Manne etwas auf. Was sieht man hier?

*Fall 34/6:* Spontanes, übrigens beidseits vollständiges Luxieren des N. ulnaris aus dem Sulcus beim Beugen des Ellenbogens. Der Patient hatte einzig seit jeher ein besonders empfindliches „Narrenbein“.

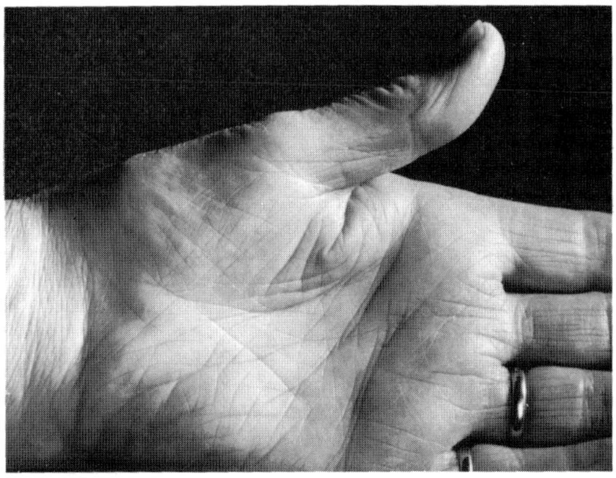

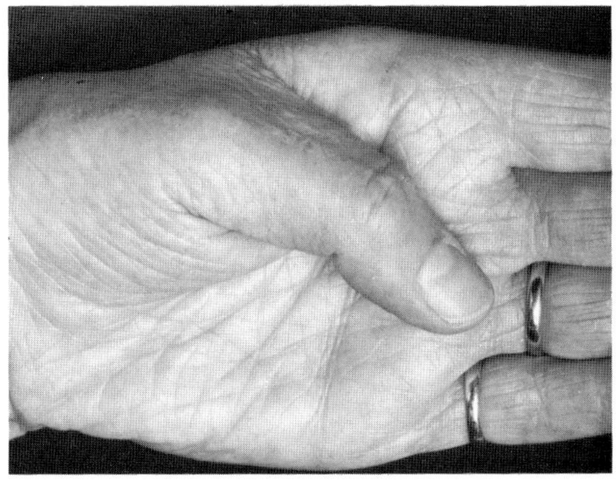

Die Thenaratrophie links bei dieser 57jährigen Frau sowie die wenig ausgiebige Opposition des Daumens wurden 1 Jahr nach dem Auftreten hartnäckiger nächtlicher Brachialgien beobachtet.

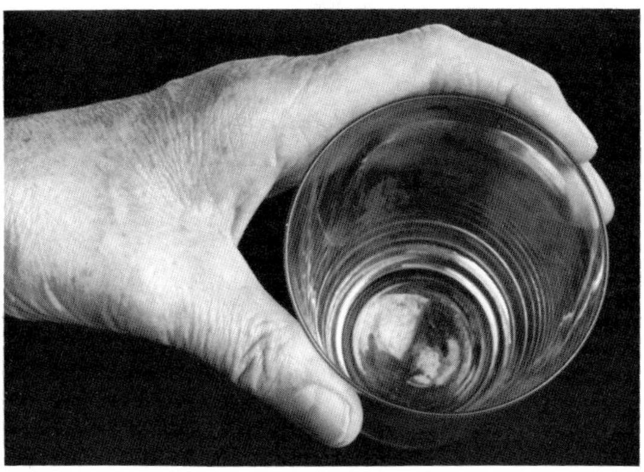

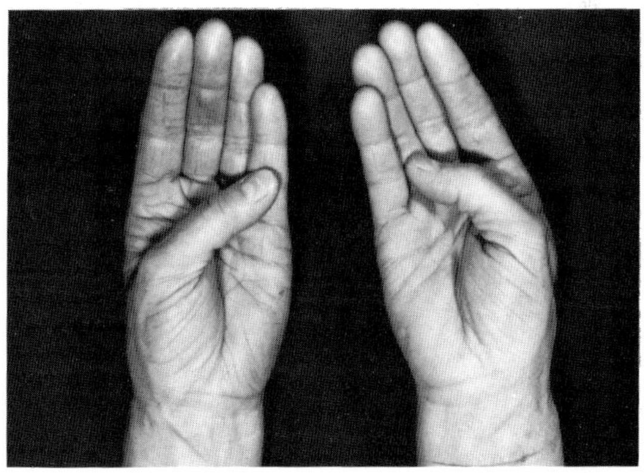

Auch bei dieser 55jährigen Frau bestand rechts eine nächtliche Brachialgie. Bei der Opposition des Daumens fällt auch die verminderte pronatorische Kreiselung auf (der Daumennagel wird weniger ausgiebig sichtbar).

△
▷

Bei beiden Patienten kann mittels des Flaschentestes die ungenügende Abduktion des Daumens deutlich gemacht werden. Auf die Parese welchen Muskels ist dies zurückzuführen? Die Diagnose ist nicht mehr schwer.

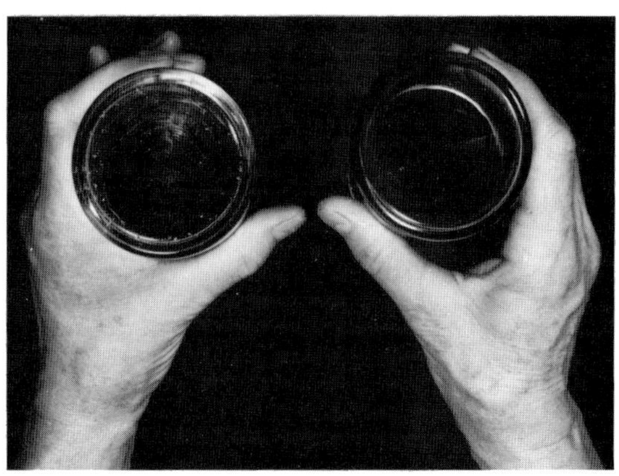

*Fall 35/1 und 35/2:* Carpaltunnelsyndrom (Medianuskompression im Carpalkanal). Operationsbefund s. S. 96.

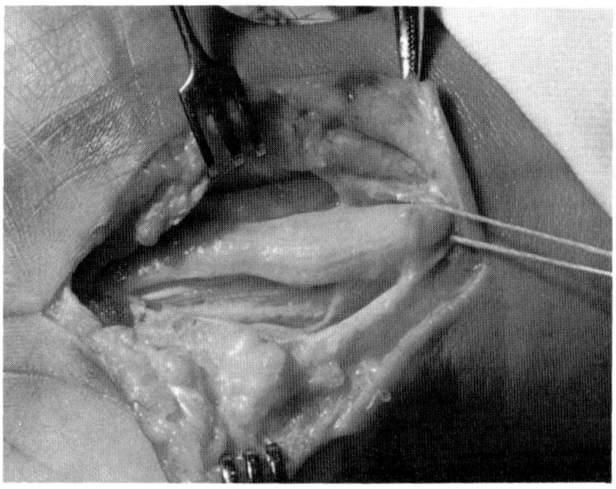

Der Operationsbefund bei Patienten mit der Affektion, wie sie die zwei auf S. 95 beschriebenen Frauen aufwiesen, ist hier volar am rechten Handgelenk (links im Bild = distal) sehr eindrücklich.

*Fall 35/3:* Carpaltunnelsyndrom (Medianuskompression im Carpalkanal).

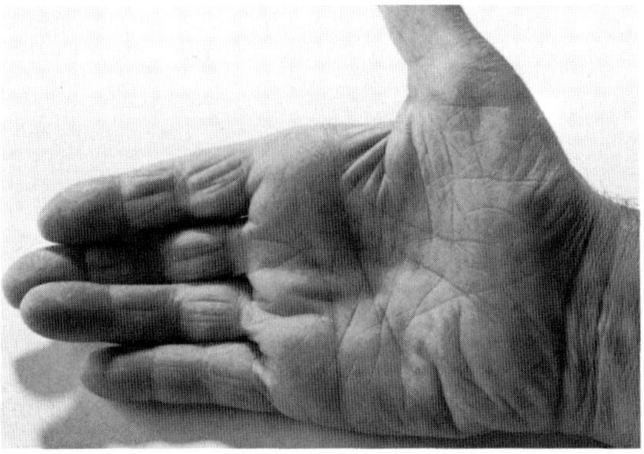

Auch dieser Thenar ist atrophisch.

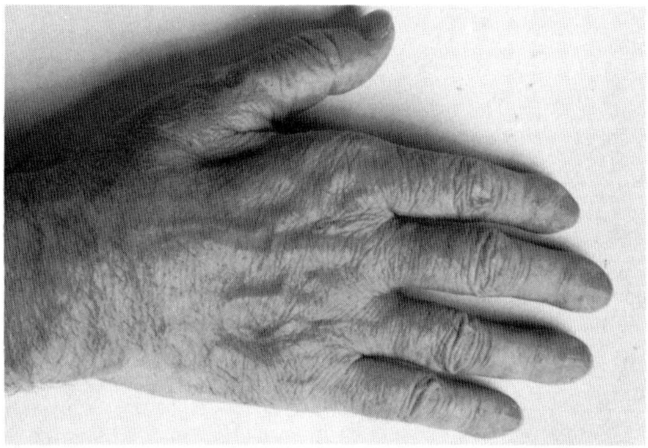

Ebenso aber auch das I. Spatium interosseum. Diese auch links vorhandenen Atrophien traten im Rahmen einer innerhalb zweier Wochen aufgetretenen Lähmung auf. Der Liquor zeigte übrigens bei normaler Zellzahl ein erhöhtes Eiweiß. Wie nennt man diesen Liquorbefund? Was für eine Erkrankung vermuten Sie?

*Fall 35/4:* 47jähriger Mann mit einer Polyradikulitis Guillain-Barré. Im Liquor fand sich eine „dissociation albumino-cytologique“.

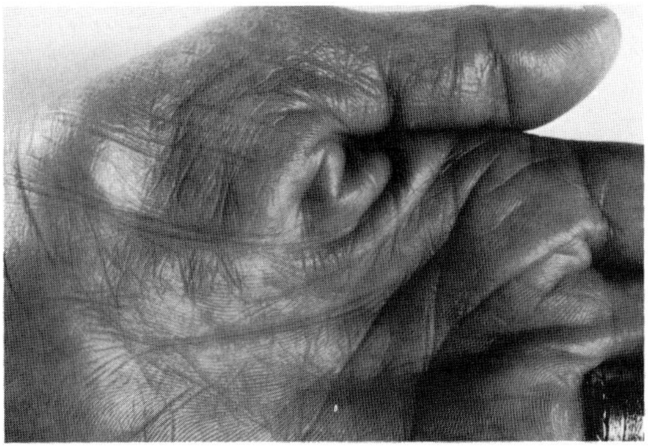

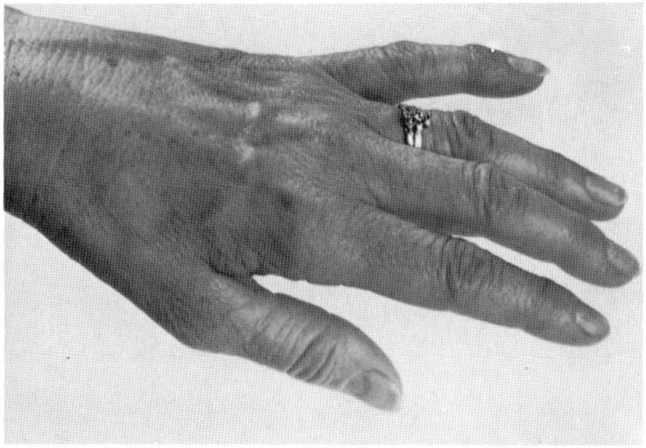

Die jetzt 49jährige Frau (Fall 35/5) hatte die Thenaratrophie links sowie eine Atrophie des I. Spatium interosseum schon vor fast 20 Jahren zugleich mit ausstrahlenden Schmerzen in den ulnaren Vorderarm und Kleinfinger entwickelt. Die Beschwerden nahmen beim Tragen einer schweren Tasche deutlich zu. Was könnte vorliegen?

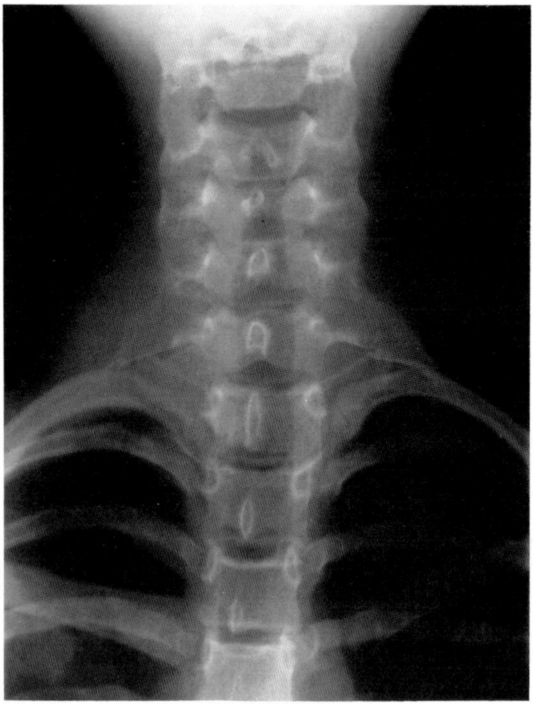

▷

Auf dem Röntgenbild einer anderen, 14jährigen Patientin ist die auch im Fall 35/5 vorliegende, angeborene Anomalie gut erkennbar.

*Fall 35/5 und 35/6:* Beide Patientinnen hatten beidseitige Halsrippen, jedoch nur auf einer Seite klinische Symptome einer unteren Armplexusläsion.

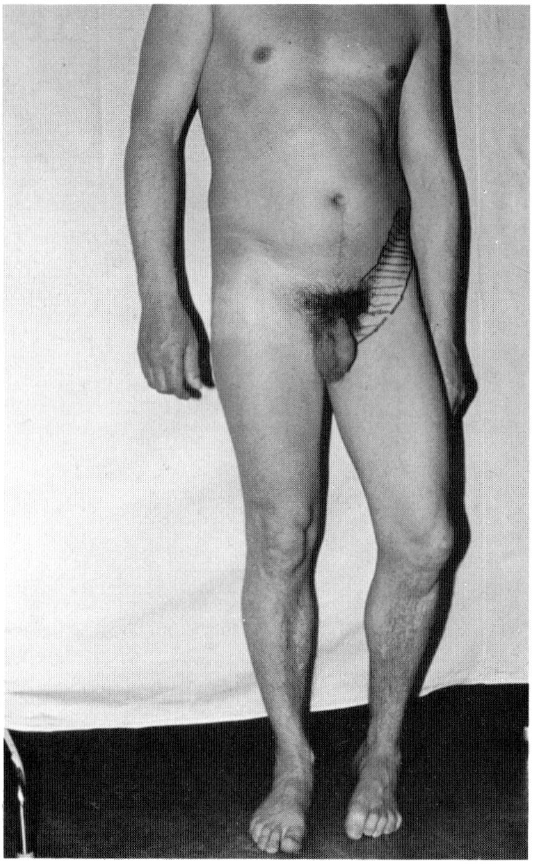

Der 32jährige Patient hatte nebst chronischen Lumbalgien seit 5 Jahren langsam zunehmend Schmerzen in der linken Leiste. Besondere Ereignisse waren nicht vorausgegangen. Die Schmerzen ließen lediglich nach, wenn er das linke Bein leicht flektierte und in der Hüfte einwärtsrotierte und adduzierte. Es konnte der im Bild eingezeichnete Sensibilitätsausfall nachgewiesen werden. Ihre Diagnose?

*Fall 36/1:* 32jähriger Mann mit einem ätiologisch nicht geklärten Ilioinguinalissyndrom links. Operative Revision des Nerven beim Durchtritt durch die Bauchwandmuskulatur ergab zwar keinen besonderen Befund, die Beschwerden verschwanden jedoch anschließend vollständig.

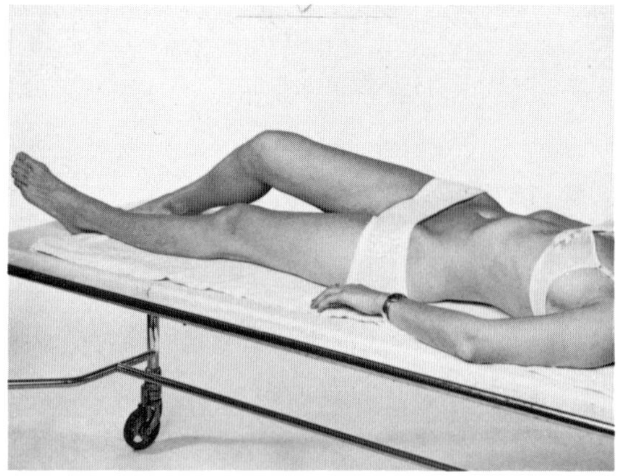

Diese 32jährige Frau hatte in der rechten Leiste gleichartige Beschwerden wie der Fall 36/1 links. Sie mußte deshalb beim Liegen ebenfalls das Hüftgelenk flektieren und leicht einwärtsrotieren.

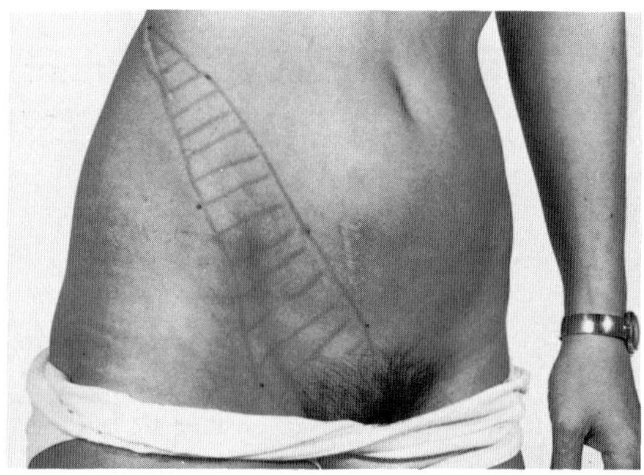

Bei ihr ist nebst der eingezeichneten Sensibilitätsstörung übrigens auch die Ursache des Beschwerdebildes sichtbar. Ihre Diagnose?

*Fall 36/2:* 32jährige Frau. Ilioinguinalissyndrom rechts nach einer Lumbotomie wegen Nephroptose. Man sieht noch das laterale Ende der Operationsnarbe.

Dieser 55jährige Mann zeigte im Anschluß an eine Nierenoperation rechts mit Lumbotomie dieses Bild. Was war geschehen?

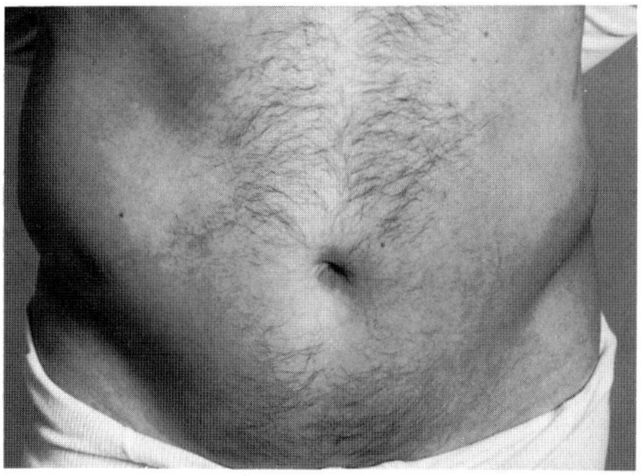

*Fall 36/3:* Läsion der Nn. ilioinguinalis und iliohypogastricus rechts mit Bauchwandparese bei 55jährigem Mann. Die Lähmung trat im Anschluß an eine Nierenoperation rechts auf und dürfte deshalb iatrogen bedingt sein.

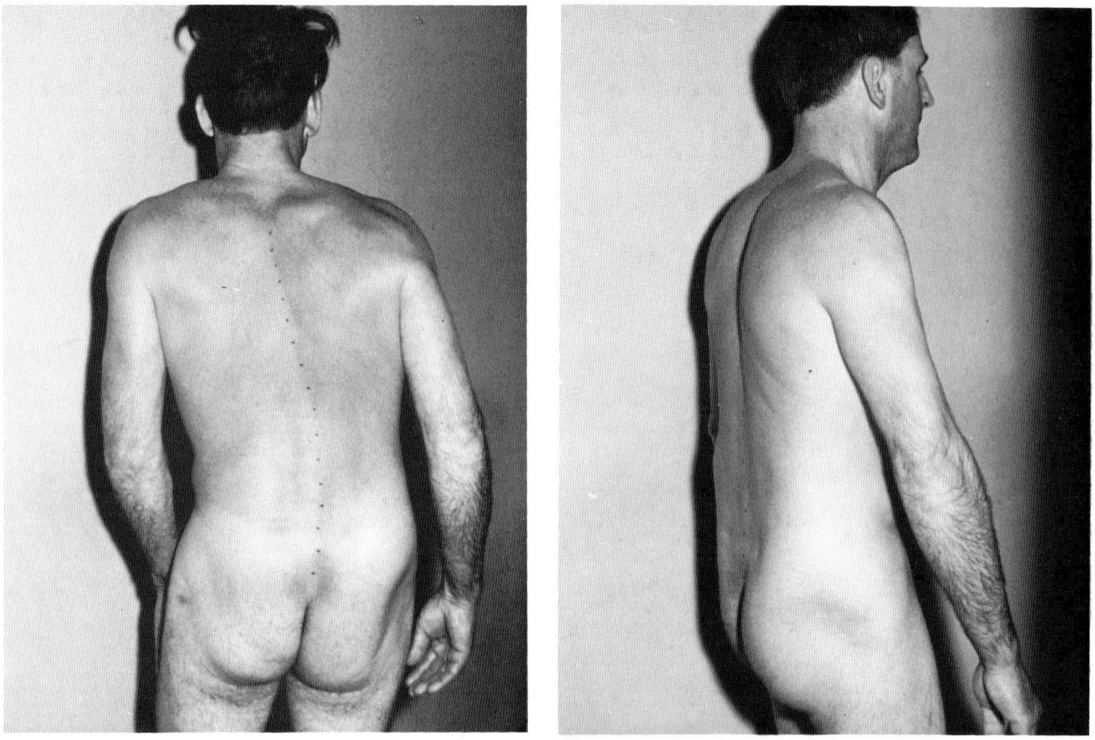

Der 40jährige Mann leidet unter akuten, rezidivierenden Hexenschüssen. Die Wirbelsäule ist in den hier gezeigten Stellungen fixiert. Sie vermuten bereits die Diagnose.

△

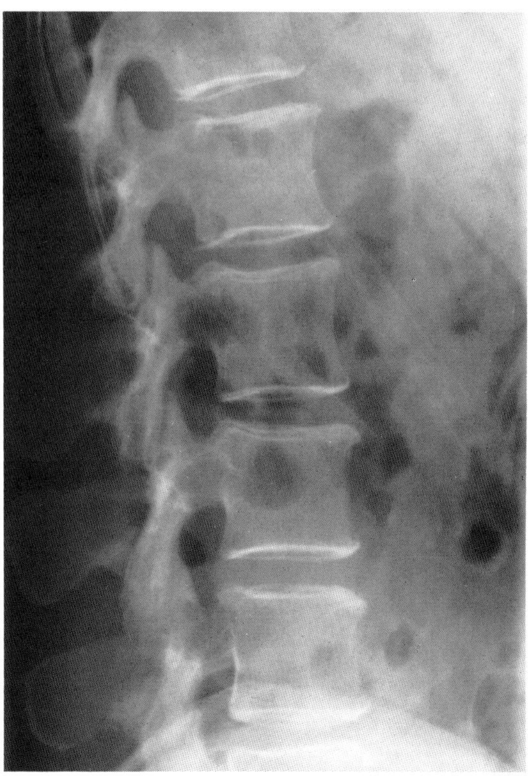

*Fall 37/1:* Akute Discushernie L4/L5 bei 40jährigem Mann mit Ischialgien links.

◁

Die Wirbelsäule zeigte im seitlichen Leerbild einen gleichartigen Aspekt wie bei dieser anderen Patientin. Was fällt auf?

*Fall 37/2:* Leerbild bei akuter Discushernie ohne sichere radikuläre Ausfallssymptome bei einer 65jährigen Patientin. Pathologisch ist vor allem die Gestrecktthaltung. Bandscheibenraum L5/S1 verschmälert.

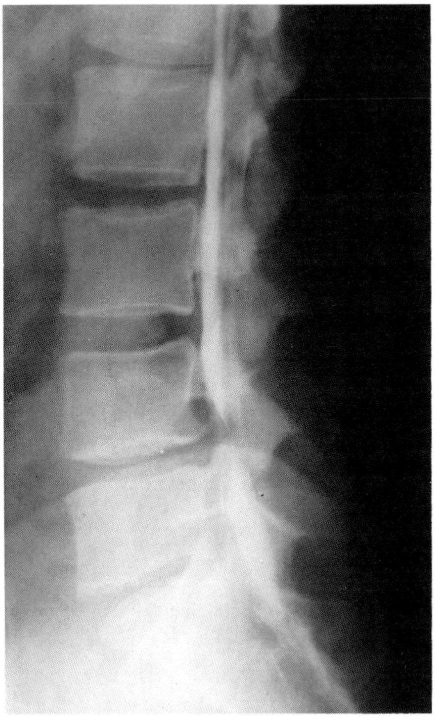

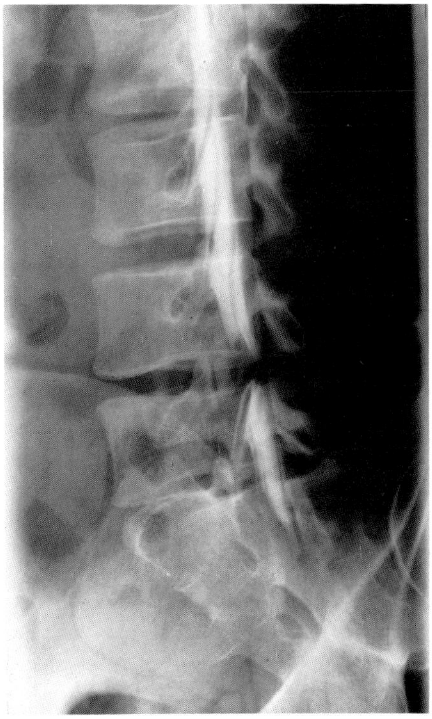

Das Myelogramm zeigte einen gleichen Befund wie hier bei einer anderen, an der gleichen Krankheit leidenden Patientin.

△

*Fall 37/3:* Radikulographie („lumbales Myelogramm“) bei 26jährigem Mann. Rechtsseitige Discushernie der Bandscheibe L4/L5 mit Kompression der Wurzeln L5 und S1 rechts. Im Seitenbild Doppelkontur des Kontrastmittels ventral auf Höhe L4/L5.

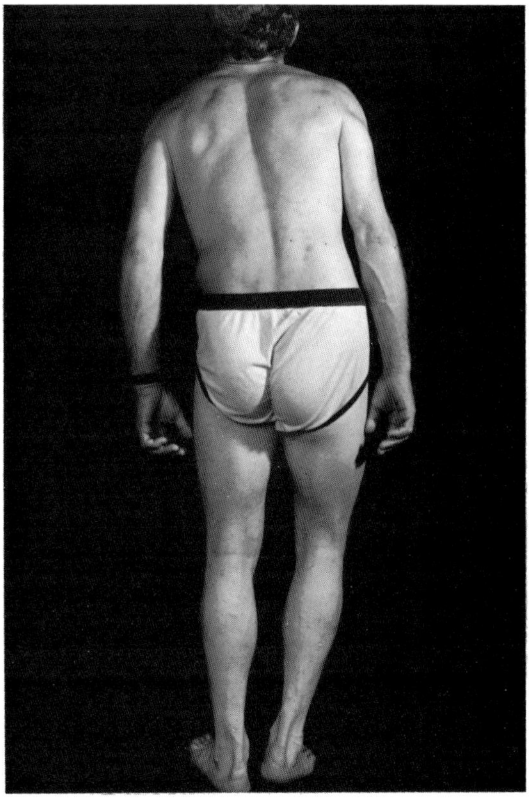

▷

Auch bei diesem 29jährigen Manne sind immer wieder akute Hexenschüsse, später mit ischialgischen Ausstrahlungen in ein Bein aufgetreten. In welches Bein wohl? Der Patient versucht auf diesem Bilde sich nach vorne zu bücken. Wie nennt man das klinische Zeichen, das hierbei sichtbar ist? (Fortsetzung S. 102).

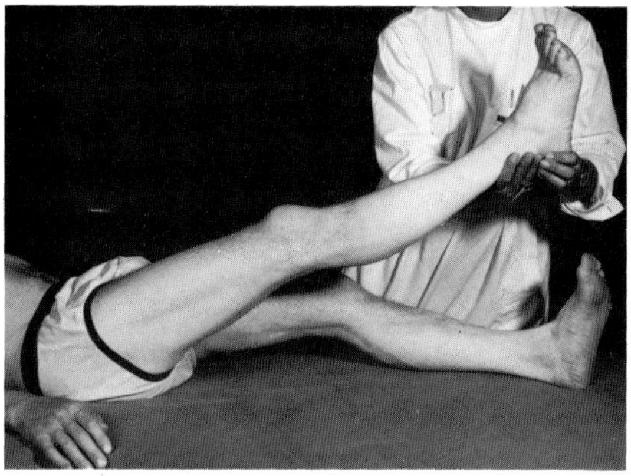

Die Seite der Ischialgie wird hier beim Prüfen des Lasègue-Phänomens deutlich.

▷

Sie zeigt sich auch deutlich an der spontanen Schonstellung des rechten Beines beim Liegen auf dem Rücken. Was liegt wohl vor?

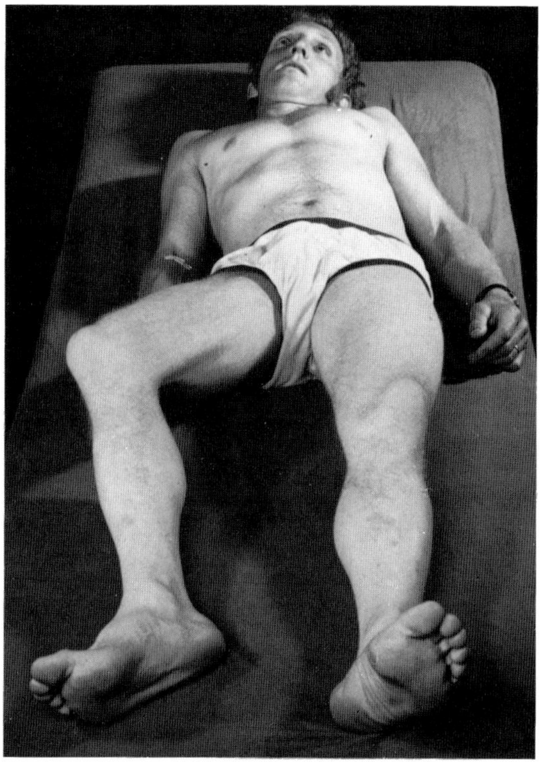

*Fall 37/4:* Discushernie L 5/S 1 rechts bei 29jährigem Mann. Beim Bücken nach vorne flektiert er das rechte Bein reflektorisch (Neri-Zeichen).

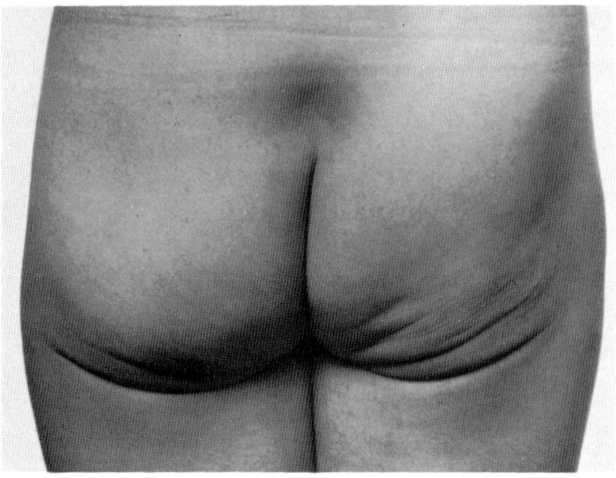

Auch diese Frau hatte eine akute Lumbalgie. Auf welcher Seite? Welche Ischiaswurzel war betroffen?

*Fall 37/5:* S 1-Läsion links bei 47jähriger Frau. Die Glutaealfalte links ist tiefer. Die linke Gesäßbacke zeigt nicht wie rechts die Konturen des stark innervierten M. glutaeus maximus.

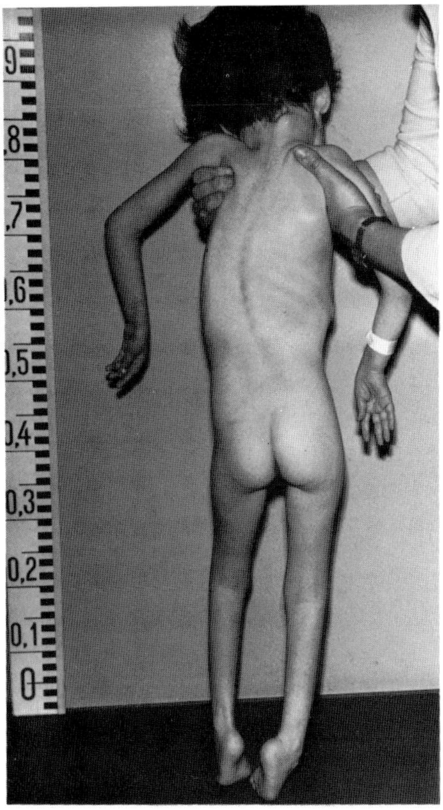

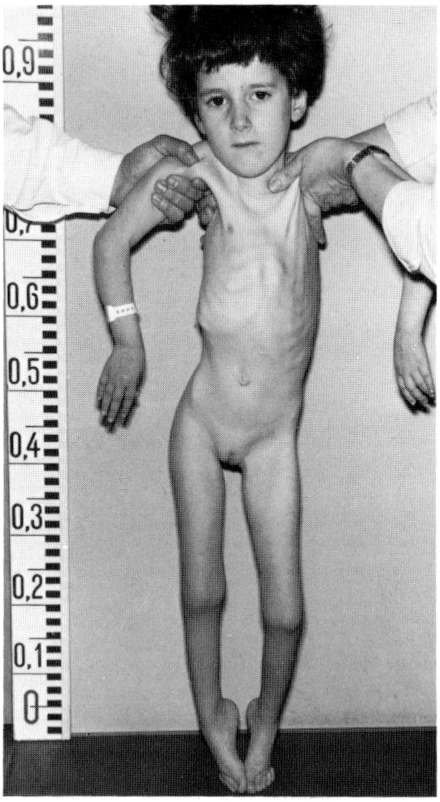

Das 5½jährige Mädchen hat nicht nur eine deutliche Verkrümmung der Wirbelsäule, sondern es fällt auch die Magerkeit auf sowie das schlaffe Herunterhängen der Füße und Hände. Beim Kind waren seit dem zweiten Lebensjahr eine zunehmende Schwäche und Magerkeit aufgefallen. Es zeigte außerdem Faszikulationen. Wie lautet Ihre Diagnose?

*Fall 38/1:* Infantile spinale Muskelatrophie bei 5½jährigem Mädchen. Faszikulationen sind typisch für einen chronischen Vorderhornprozeß.

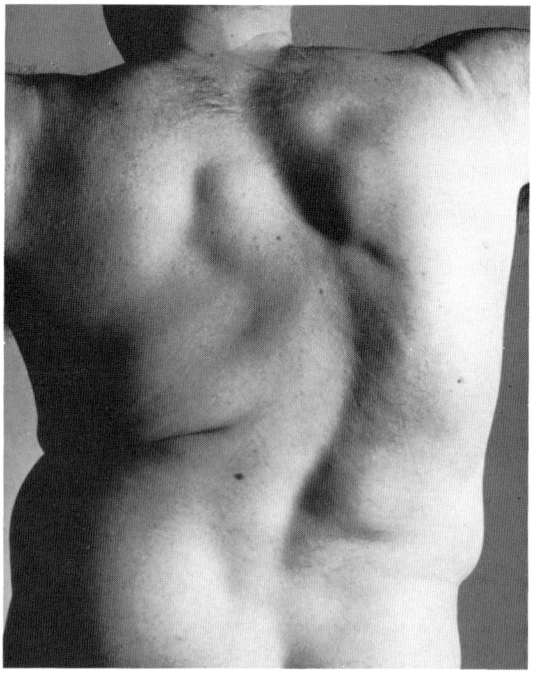

Dieser 49jährige Mann hatte als Kind eine akute fieberhafte Erkrankung mit ebenfalls akut aufgetretenen, anfänglich hochgradigen Lähmungen von Rumpfmuskeln und Extremitätenmuskeln aufgewiesen. Die Extremitätenparese hatte sich rasch und weitgehend zurückgebildet. Die Skoliose bildete sich schon in den ersten Monaten nach der akuten Erkrankung aus und nahm auch später noch zu. Es waren keine Faszikulationen sichtbar. Ihre Diagnose?

*Fall 38/2:* 49jähriger Mann. Status nach Poliomyelitis anterior acuta in der Kindheit. Bei durchgemachter akuter Vorderhornläsion kommen keine Faszikulationen vor. Klinisch bestand eine Claudicatio intermittens spinalis.

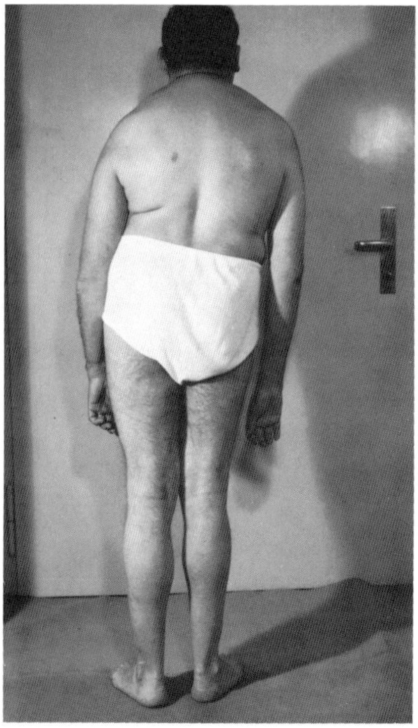

Bei diesem Mann bestand seit Kindheit eine Skoliose. An der Schulter fällt auch etwas auf.

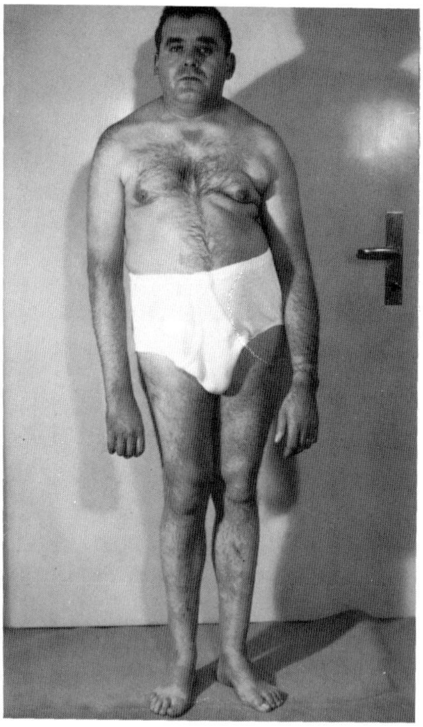

Besonders von vorne fällt außer der abnormen Körperhaltung noch etwas anderes auf. Was?

*Fall 38/3:* 34-Jähriger. Syringomyelie und basale Impression (Arnold-Chiari-Mißbildung).

Dieses Röntgenbild der rechten Schulter stammt von einem anderen Patienten mit dem gleichen Leiden. Bei diesem war eine langsam zunehmende, völlig schmerzlose Deformation des rechten Schultergelenkes aufgefallen. Was liegt hier vor?

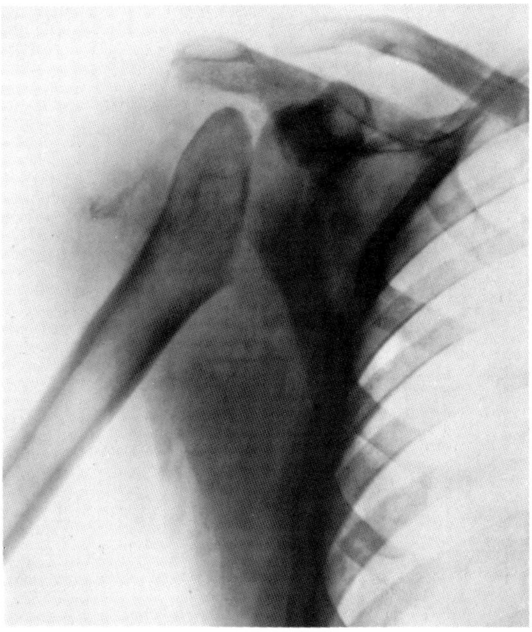

*Fall 38/4:* Rechtes Schultergelenk bei 54jährigem Mann mit Syringomyelie. Vollständige Lyse des Humeruskopfes und paraartikuläre Verkalkungen.

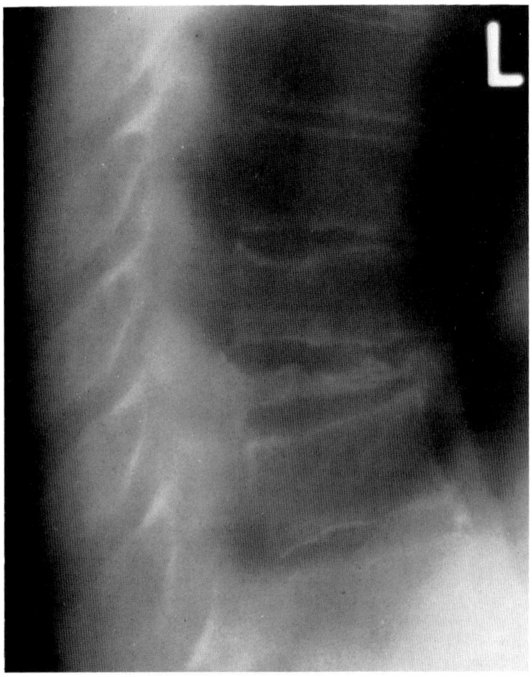


Bei dieser Patientin hatten sich über einige Monate zunehmende Schmerzen in der unteren Brustwirbelsäule entwickelt. Was liegt vor?

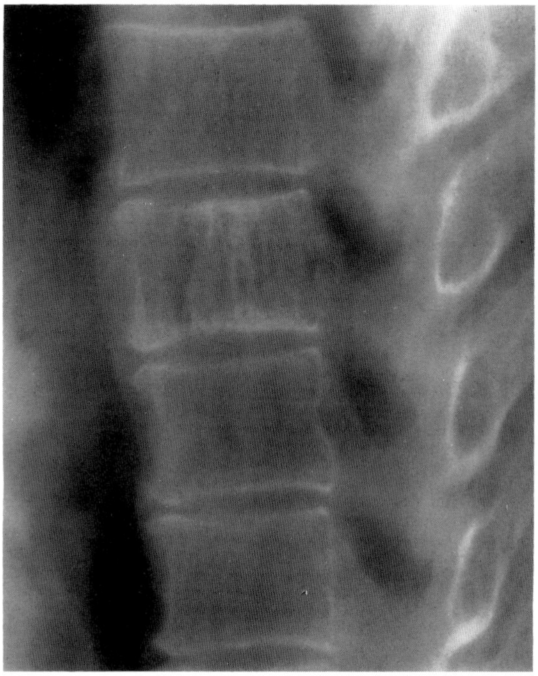

Seit dem 20. Altersjahr hatte diese 60jährige Frau intermittierend Kreuzschmerzen, v. a. nachts und nach Belastung. Ihre Diagnose?

*Fall 39/1:* 45jährige Frau, operiert und nachbestrahlt wegen eines Portio-Carcinoms im Vorjahr. Metastase im 9. Brustwirbelkörper mit pathologischer Fraktur. Es wurde auch hier lokal röntgenbestrahlt. Neurologisch war ein Arteria-spinalis-anterior-Syndrom aufgetreten.

*Fall 39/2:* Wirbelhämangiom im 2. Lendenwirbelkörper. Charakteristisch ist die Auflockerung der Knochenstruktur und die strähnige Zeichnung in der Längsrichtung.

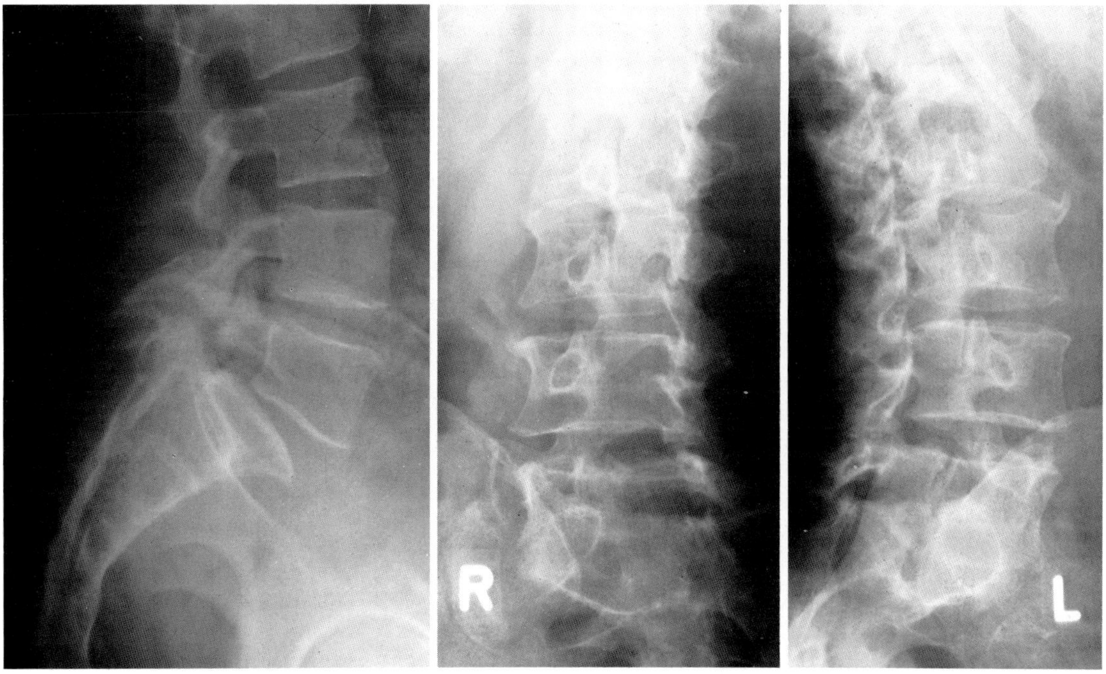


Bei diesem 62jährigen Mann bestanden seit etwa 20 Jahren hartnäckige Kreuzschmerzen, die bei Belastung jeweils zunahmen. Zusätzlich waren seit etwa 2 Jahren Ischialgien links aufgetreten. Die Diagnose läßt sich schon auf dem Seitenbild stellen und in den halbschrägen Bildern bestätigen.

*Fall 39/3:* Spondylolisthesis L 5 über S 1 mit Spondylolyse der Interartikularportion (von S 1) beidseits.

Ein 78jähriger Mann hat seit seinem mittleren Lebensalter häufige Kreuzschmerzen. Seit etwa 2 Jahren bestehen außerdem beim Gehen, besonders beim Bergabgehen, Schmerzen, die beidseits in die Rückseite der Beine ausstrahlen. Das Stehenbleiben allein bringt meist die Schmerzen nicht zum Verschwinden, wohl aber das Absitzen oder auch das Krümmen des Rumpfes nach vorne. Nebst einer etwas steifen Lendenwirbelsäule finden sich auffallend schwache Achillessehnenreflexe beidseits. Was vermuten Sie?

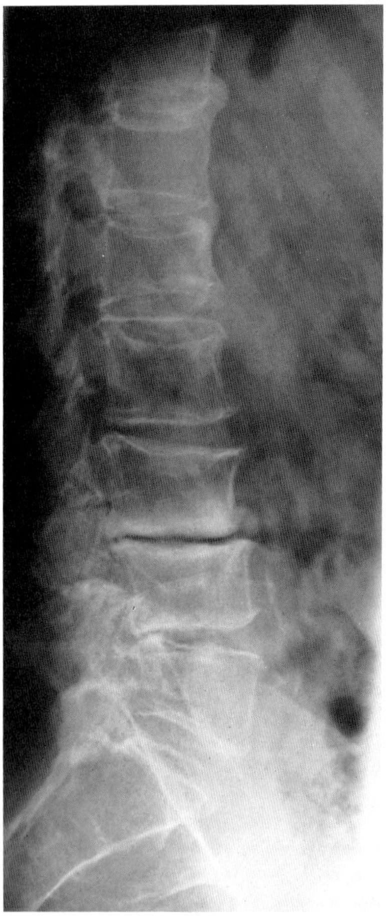

Schon das seitliche Leerbild der Lendenwirbelsäule bestärkt Ihren Verdacht

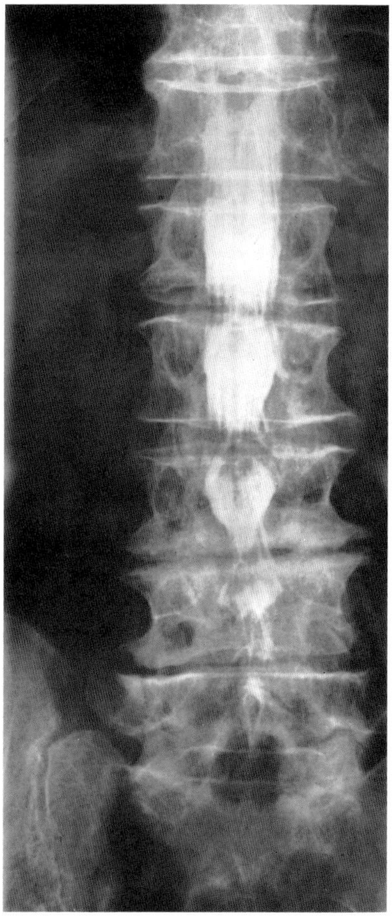

und das lumbale Radikulogramm bestätigt die Diagnose. Welche?

*Fall 39/4:* 78jähriger Mann, bei welchem bei kongenital engem Lumbalkanal eine zunehmende Spondylose zu den Symptomen einer Claudicatio intermittens der Cauda equina geführt hat.

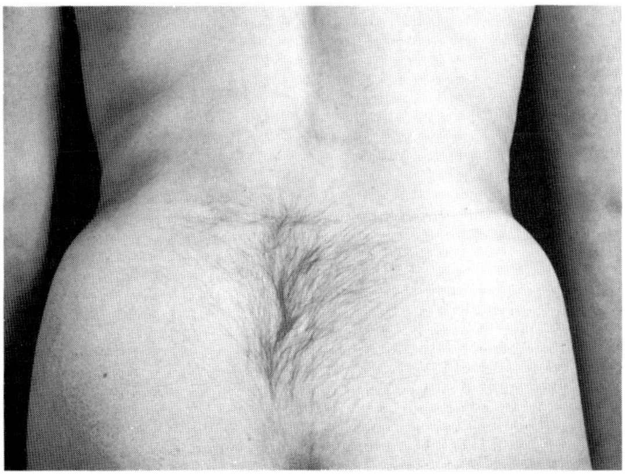

Was läßt dieser Befund bei der 30jährigen Frau vermuten, die lediglich zeitweise etwas Kreuzweh, aber sonst keine Beschwerden hatte?

*Fall 39/5:* Spina bifida occulta bei 30jähriger Frau mit offenem Bogen von L 5 und S 1. Gleichartiger Befund kann auch Hinweis auf ein intraspinales Lipom oder embryonale Tumoren sein.

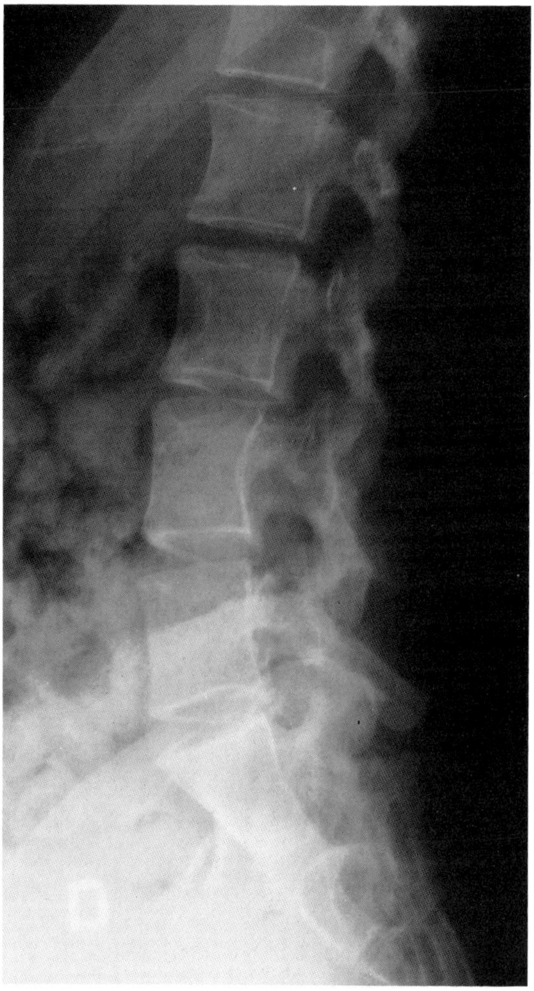

Die Patientin, von welcher dieses Röntgenbild stammt, hatte häufige dumpfe Lumbalgien. Seit 2 Jahren eine Harninkontinenz. Was fällt auf dem Bilde auf?

*Fall 39/6:* In der Sagittalebene (und auch auf beide Seiten hin) stark ausgeweiteter lumbosacraler Spinalkanal bei 32jähriger Frau. Neurologisch fehlende ASR beidseits und Sensibilitätsstörung in der Reithose beidseits. Es lag ein Dermoid vor.

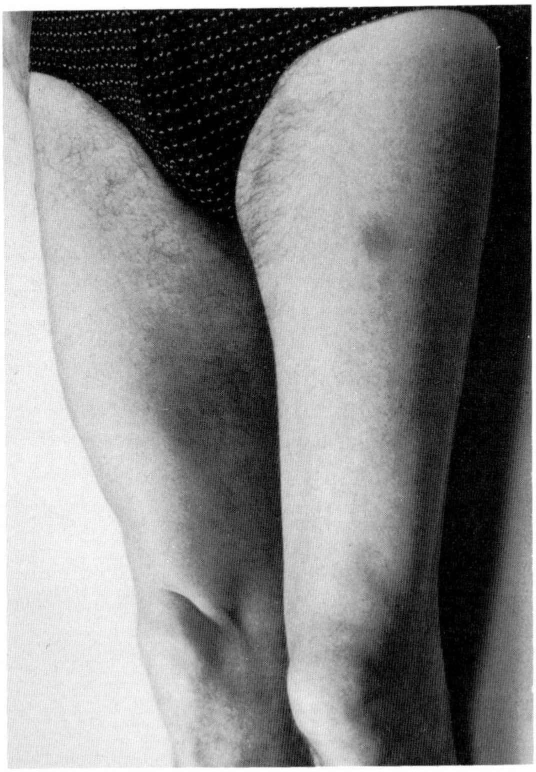

Dieser 47jährige Mann hatte mehrfach Lumbalgie-Schübe und vor 4 Wochen war erneut ein akuter Kreuzschmerz, diesmal mit Ausstrahlung in den linken Oberschenkel, aufgetreten. Der Patellarsehnenreflex links war wesentlich schwächer als rechts. Ihre Vermutungsdiagnose?

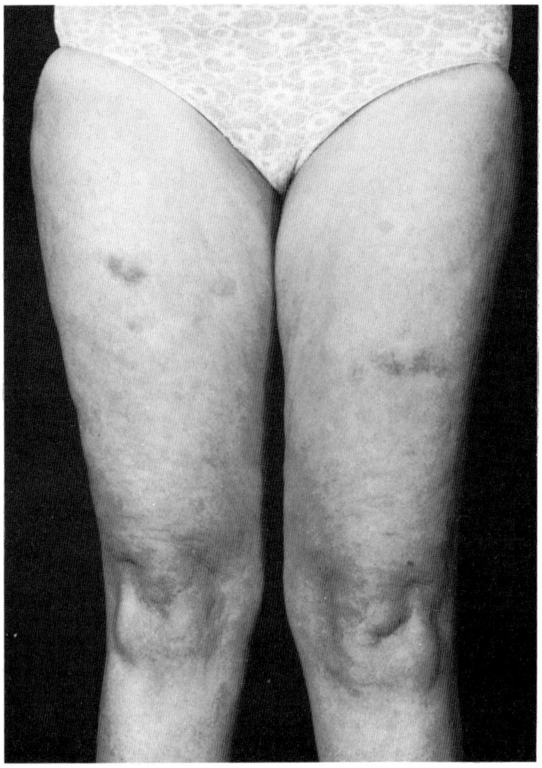

Bei dieser 52jährigen Frau waren ohne vorausgegangene Rückenschmerzen über Nacht Schmerzen im linken Oberschenkel und eine Schwäche für das Strecken des linken Knies aufgetreten. Der linke PSR fehlte. Über beide Leisten Strömungsgeräusche. Ihre Vermutungsdiagnose?

*Fall 40/1:* Radikuläres Syndrom L3 links. Hohe lumbale Discopathie bei 47jährigem Mann. Beachten Sie den schlaff atrophischen Quadricepsmuskel links und den Tiefstand der linken Patella.

*Fall 40/2:* 52jährige Frau mit einer Nervus femoralis-Läsion, wahrscheinlich vaskulär (ischämisch).

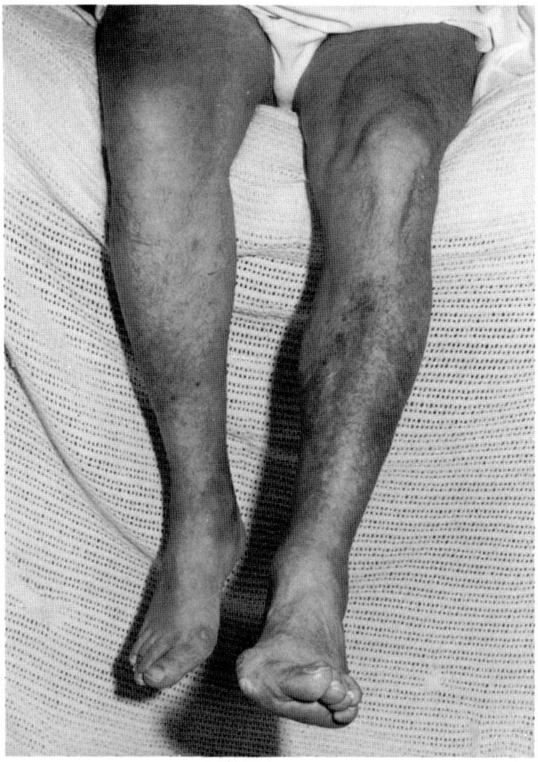

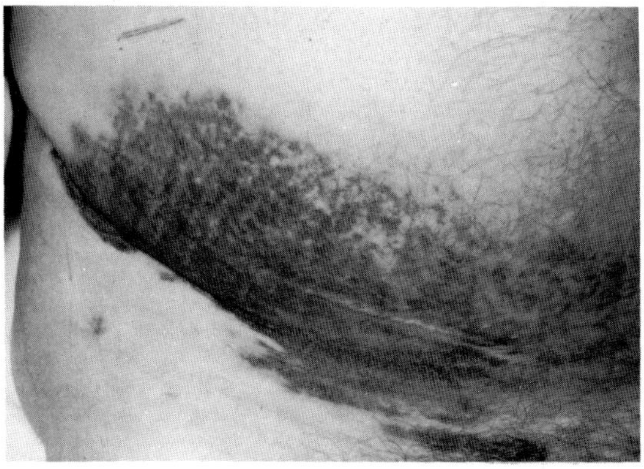

Die Diagnosestellung fällt Ihnen leichter, wenn Sie den Befund, der sich erst 10 Tage später in der rechten Leiste präsentierte, auch noch sehen. Welche Frage zur früheren Anamnese müssen Sie spätestens jetzt stellen?

Bei dem 58jährigen Mann war über Nacht ein intensiver Schmerz im rechten Oberschenkel aufgetreten. Auf diesem Bilde versucht der sitzende Patient beide Beine zu strecken und die Füße dorsal zu extendieren. Was fällt Ihnen auf? Beachten Sie auch die Fußstellung und die Konturen des Musculus quadriceps. Wo vermuten Sie eine Sensibilitätsstörung?

*Fall 40/3:* 58jähriger Mann, der wegen eines Herzinfarktes antikoaguliert war. Das akute Ereignis in der Nacht stellte eine retroperitoneale Blutung in die Iliopsoas-Loge dar mit Läsion des Plexus lumbalis. Im Vordergrund steht eine Femoralisparese, jedoch findet sich auch eine Beteiligung der zwei letzten lumbalen Wurzeln (Nervus ischiadicus) mit Fußheberschwäche. Die Sensibilität war an der Vorderseite des Oberschenkels sowie an der Innenseite des Unterschenkels und am Fußrücken beeinträchtigt.

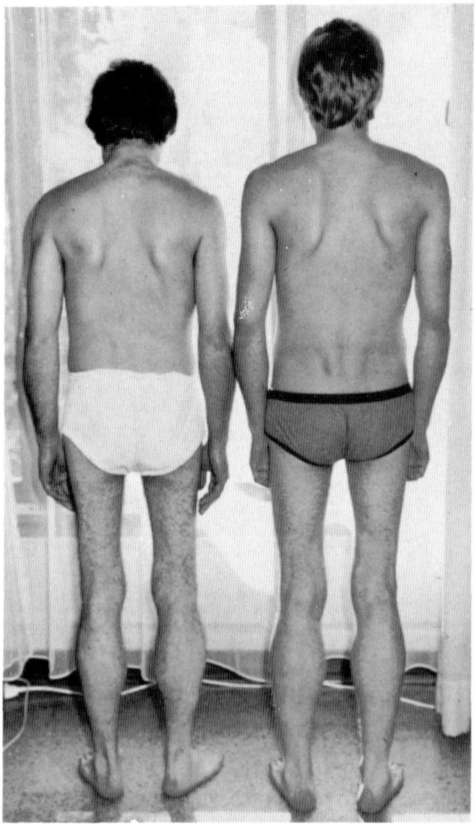

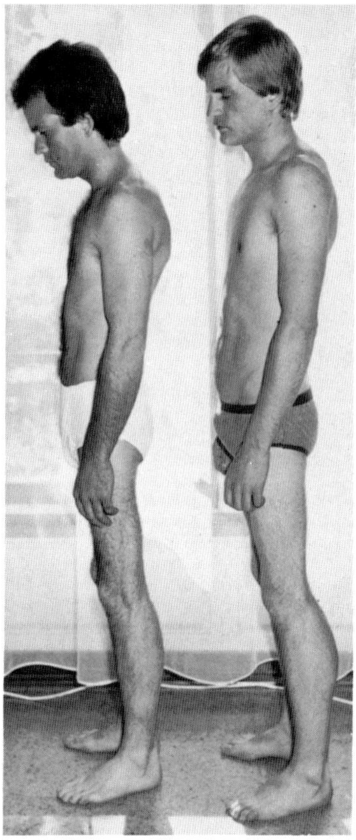

Sowohl von hinten, wie auch von der Seite fällt bei diesen 18-, bzw. 20jährigen Brüdern eine sehr schwach ausgebildete Oberschenkelmuskulatur bei sonst gut entwickelter übriger Muskulatur auf. Welche zwei Affektionen kommen hier in Frage? Für welche entscheiden Sie sich, wenn Sie hören, daß an verschiedenen Muskelgruppen Faszikulationen sichtbar waren?

*Fall 40/4:* Spinale Muskelatrophie (Atrophia musculorum spinalis pseudomyopathica Kugelberg-Welander) bei zwei 18-, bzw. 20jährigen Brüdern. Einen ähnlichen Aspekt hätte auch eine Rumpfgürtelform der progressiven Muskeldystophie mit Beginn im Beckengürtelbereich aufweisen können.

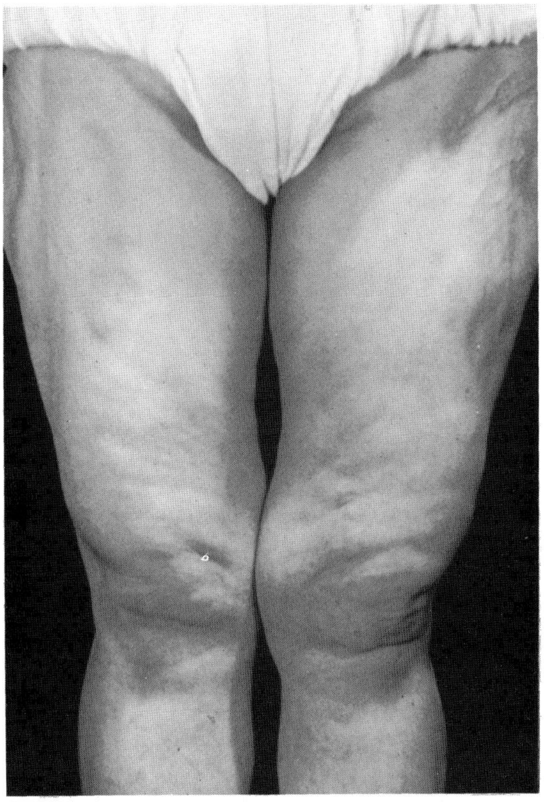

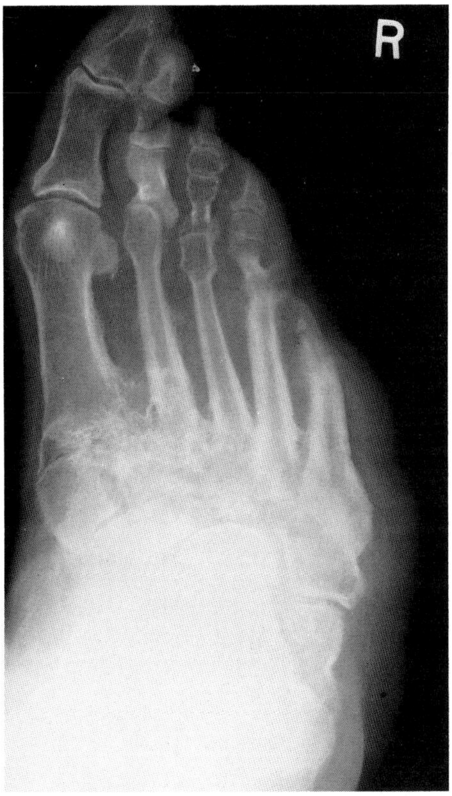


Diese 62jährige Patientin kam wegen einer Polyneuropathie. Sie wies an beiden Oberschenkeln bei guter Muskelkraft einen unregelmäßig verteilten, stellenweisen Schwund des Unterhautfettgewebes auf.

Auch ihre Füße wiesen im Röntgenbild gleichartige Veränderungen, wie dieser andere Patient mit der gleichen Grundkrankheit auf.

Was liegt wohl vor, wenn eine Polyneuropathie (meist bei älteren Patienten) von einer solchen Osteoarthropathie der Füße begleitet ist? Was ist demnach wohl die Ursache der Veränderungen am Oberschenkel?

*Fall 40/5 und 40/6:* Diabetes mellitus. Bei der 62jährigen Patientin 40/5 lag am Oberschenkel eine Lipoatrophie des subcutanen Fettgewebes bei Insulin-Injektionen vor. Beim 48jährigen Patienten 40/6 sind durch die Osteoarthropathie in einer für Diabetes mellitus charakteristischen Weise die Mittelfußknochen weitgehend zerstört. Sekundär arthrotische Veränderungen der kleinen Gelenke. Amputation der kleinen Zehe wegen Gangrän.

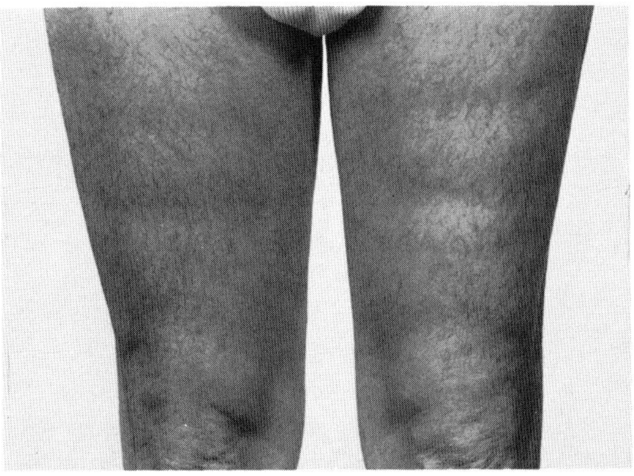

Diesem 56jährigen Inhaber einer Wäscherei waren seit mehreren Wochen zwei quer verlaufende Dellen an beiden Oberschenkeln aufgefallen. Keine Muskelschwäche, jedoch seit mehreren Monaten Schwindel und Standunsicherheit. Haben Sie irgendwelche Assoziationen?

*Fall 40/7:* 56jähriger Mann, der vor einem Monat einen Hirnstamminsult durchmachte. Seither Gleichgewichtsstörungen. Diese letzteren zwangen ihn, bei der stehenden Arbeit an einer Bügelmaschine und an einem etwas höheren Wäschetrog sich gegen die auf Oberschenkelhöhe befindlichen Kanten der Geräte durch kräftiges Anlehnen abzustützen. Hier sind die Druckmarken sichtbar.

Dieser 19jährige Mann hat auffallend kräftige Waden, zugleich aber ungewöhnlich magere Oberschenkelmuskeln. Was könnte vorliegen?

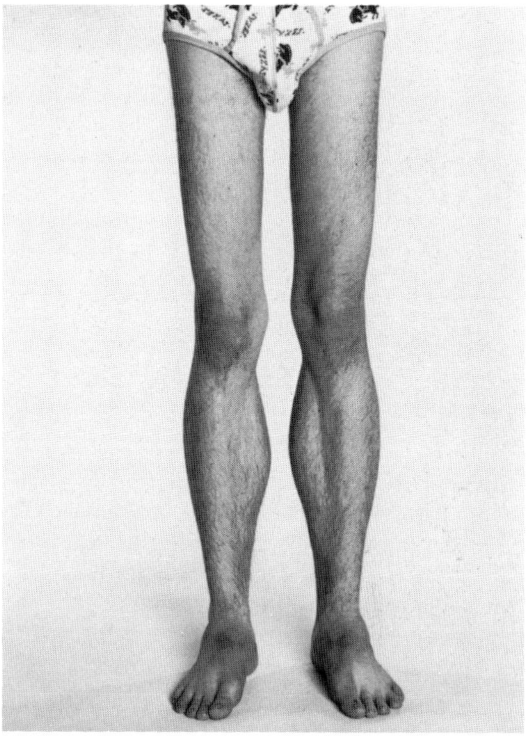

*Fall 41/1:* Elektromyographisch und bioptisch bestätigte spinale Muskelatrophie (Atrophia musculorum spinalis pseudomyopathica Typ Kugelberg-Welander) bei 19jährigem Mann. Ein ähnliches Aussehen wäre auch bei einer Beckengürtelform der progressiven Muskeldystrophie möglich, wogegen allerdings die doch hypertrophischen Waden sprechen. Eine Beckersche (gutartige) Form der geschlechtsgebundenen progressiven Muskeldystrophie der Knaben käme in Frage. Für eine (maligne) Duchenne-Form der progressiven Muskeldystrophie ist der nur mäßig behinderte Patient zu alt.

Beide Knaben haben eine typische (familiäre) progrediente Muskelkrankheit. Welche?

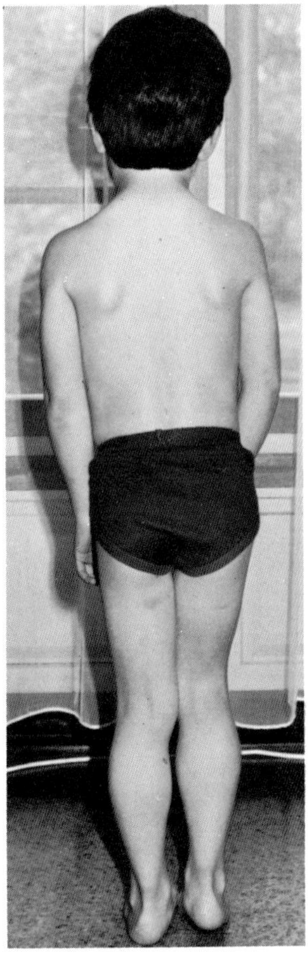

7jähriger Knabe, voluminöse Waden.

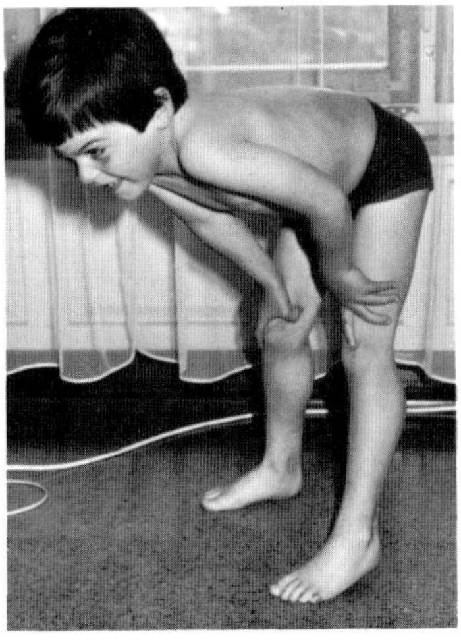

Das Emporklettern an den Oberschenkeln heißt?

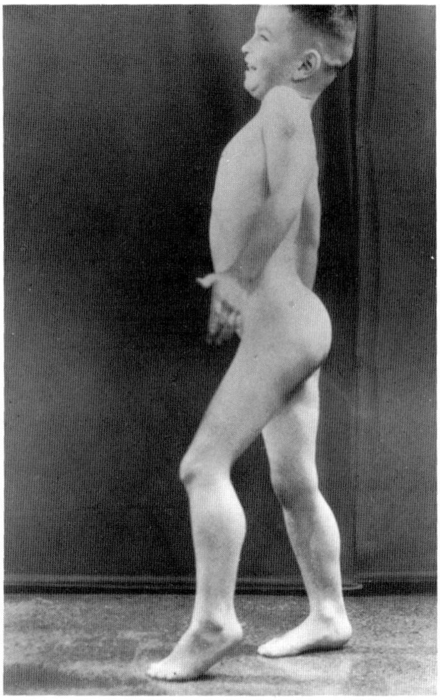

10jähriger, dicke Waden und ein hohles Kreuz.

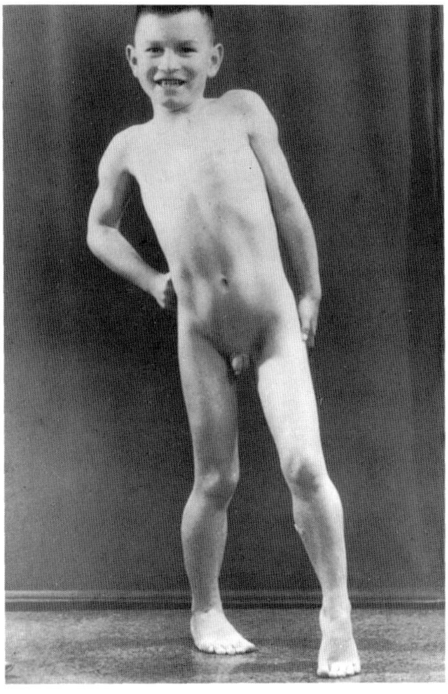

Beim Gehen Hinüberneigen des Rumpfes auf die Seite des Standbeines. Wie heißt dieses Zeichen?

*Fälle 41/2 und 41/3:* Geschlechtsgebunden vererbte Dystrophia musculorum progressiva vom Typ Duchenne. Die Mütter sind Anlageträgerinnen. Beim Fall links wird das Gowers-Zeichen, beim Fall rechts das Duchenne-Hinken demonstriert.

◁

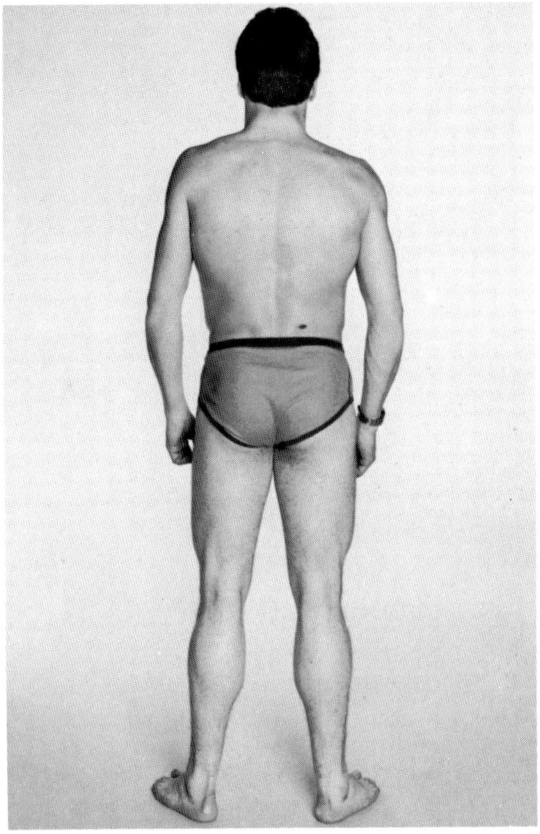

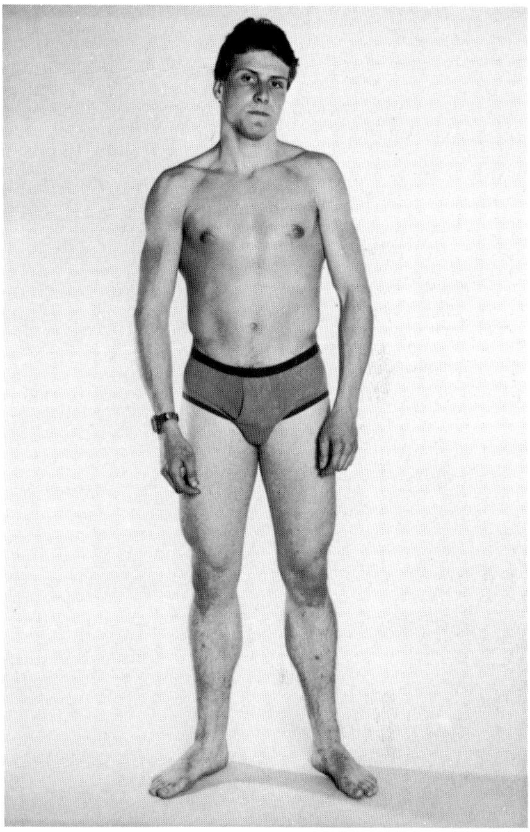

Auch bei diesem 20jährigen Manne sind die Waden kräftig ausgebildet. Er weist jedoch auch sonst einen sehr muskulösen Habitus auf. Dennoch ist er nicht besonders kräftig und sogar motorisch behindert. Schon aus dem Aussehen könnten Sie die Diagnose stellen. Vielleicht benötigen Sie aber folgenden weiteren Hinweis: Er hat Mühe, einen kontrahierten Muskel rasch wieder zu entspannen und ist deshalb in seinen Bewegungen etwas steif. Wie lautet nun Ihre Diagnose?

*Fall 41/4:* Thomsensche Myotonia congenita bei 20jährigem Mann.

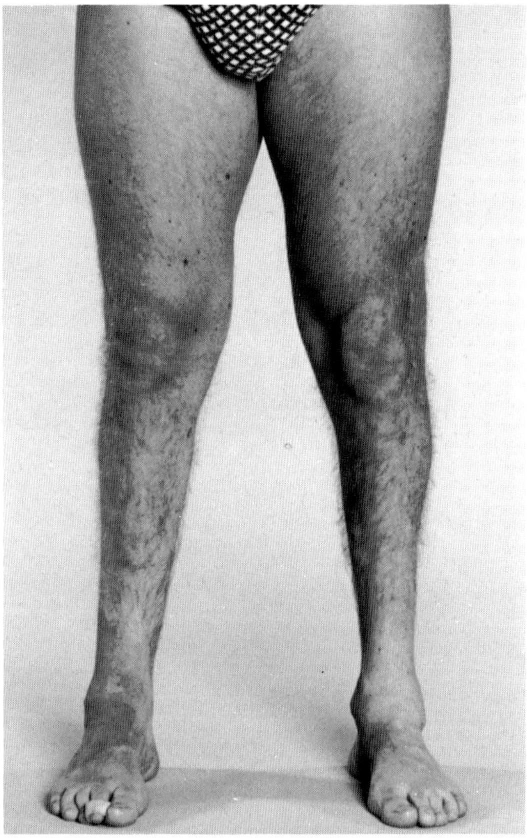

Die beidseitige Unterschenkelatrophie bei eher kräftiger Oberschenkelmuskulatur bei diesem 30jährigen Manne erzeugt ein Aussehen, wie bei einer „umgekehrten Champagner-Flasche". Für welches neuromuskuläre Leiden ist dies besonders typisch?

*Fall 41/5:* Neurale Muskelatrophie Charcot-Marie-Tooth (hereditäre motorisch-sensible Neuropathie Typ II) bei 30jährigem Mann.

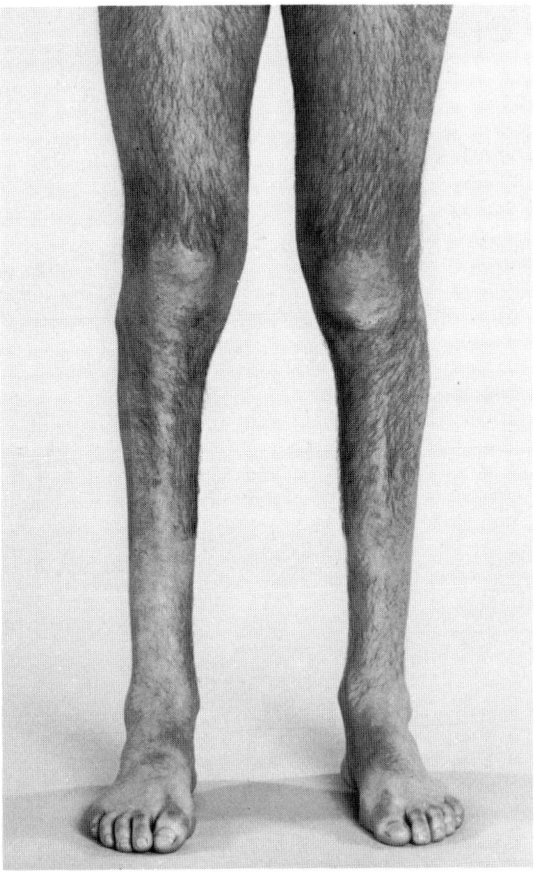

Bei diesem 28jährigen Mann fallen die mageren Unterschenkel bei normal entwickelten Oberschenkeln auf. Fortsetzung S. 120.

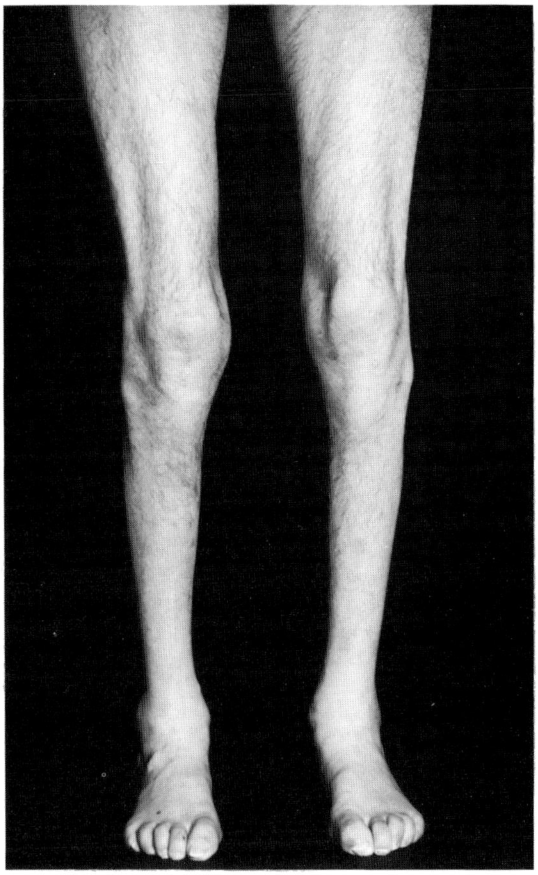

Auch dieser 31jährige Mann hat magere Unterschenkel, aber auch eine wenig entwickelte Oberschenkelmuskulatur. Fortsetzung S. 120.

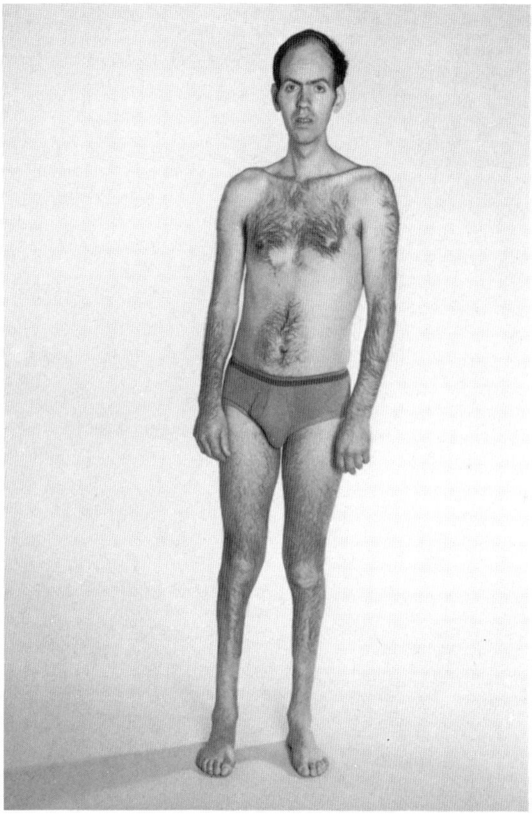

Aber auch die Muskeln am Vorderarm des 28-Jährigen von S.119 sind nicht sehr kräftig ausgebildet. Wenn Sie auf das Gesicht achten, können Sie jetzt schon die Diagnose stellen. Beachten Sie die Tendenz zur Glatzenbildung und die eingefallene Schläfenregion beidseits.

*Fall 41/6:* 28jähriger Mann mit einer Dystrophia myotonica Steinert. Distale Atrophie der Extremitätenmuskeln, Facies myopathica mit atrophischer Schläfenmuskulatur und offenem Mund.

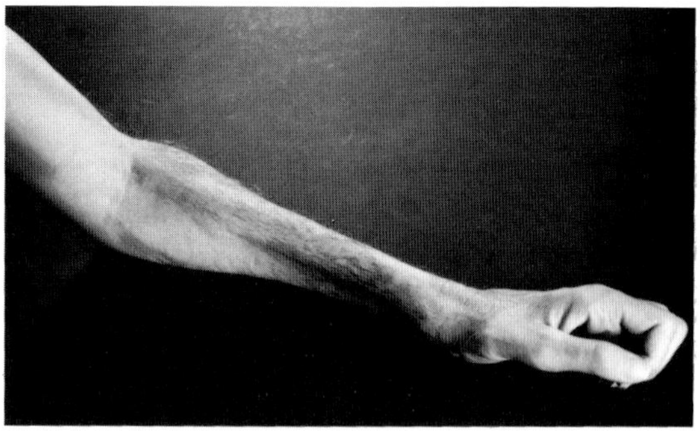

An den Armen des 31-Jährigen von S. 119 ebenfalls hochgradige Muskelatrophie.

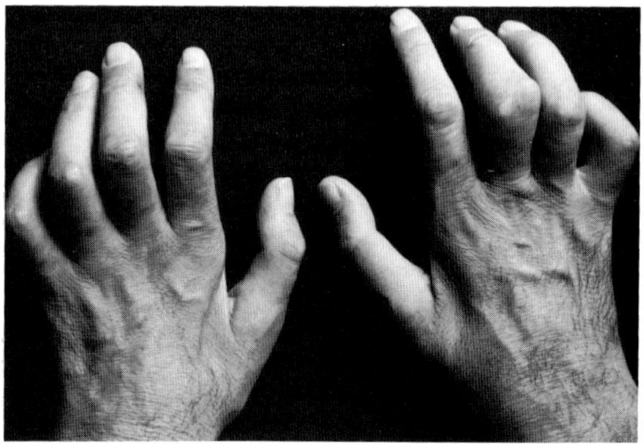

Auch an den Händen ausgeprägte Muskelatrophie mit Krallenstellung der Finger. Welche Differentialdiagnose formulieren Sie? In der Familie des Patienten kommen ähnliche Erkrankungen vor. Er weist auch eine diskrete distale Störung der Sensibilität auf (Vibrationssinn beeinträchtigt). Wahrscheinlichste Diagnose?

*Fall 41/7:* Hereditäre sensible und motorische Neuropathie Typ I. Neurale Form der Charcot-Marie-Toothschen Krankheit. Rein vom Erscheinungsbild her hätte man auch an eine (andere) spinale Muskelatrophie denken können (nicht hereditär, ohne Sensibilitätsstörungen), an eine weit fortgeschrittene Polyneuropathie oder Polyradikulopathie (nicht hereditär, erstere mit hochgradigen Sensibilitätsstörungen) oder an eine weit fortgeschrittene Dystrophia myotonica (ohne Sensibilitätsstörungen, Befall der Gesichtsmuskulatur).

Eine Hilfe bei der Diagnose im Fall 41/6 auf S. 120 wäre der Hinweis gewesen, daß er an seiner Zunge das gleiche, hier an einem anderen Fall mit der gleichen Krankheit demonstrierte Phänomen aufweist: nach Beklopfen des linken Zungenrandes mit einer Spatelkante bleibt eine Delle während mehrerer Sekunden stehen. Jetzt könnten Sie die Diagnose sicher stellen.

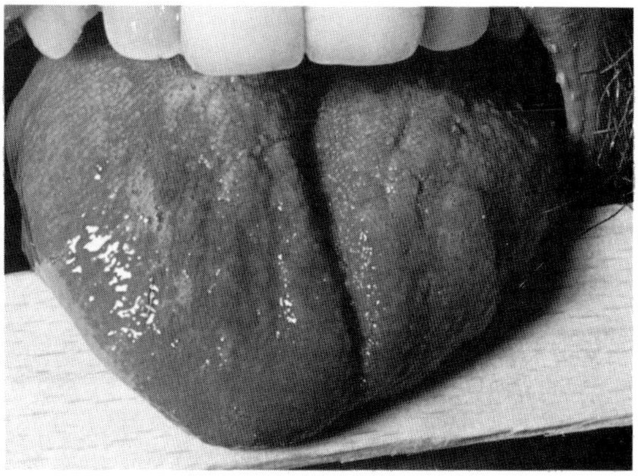

*Fall 41/8:* 27jähriger Mann mit einer Dystrophia myotonica Steinert. Myotone Dellenbildung beim Beklopfen der Zunge.

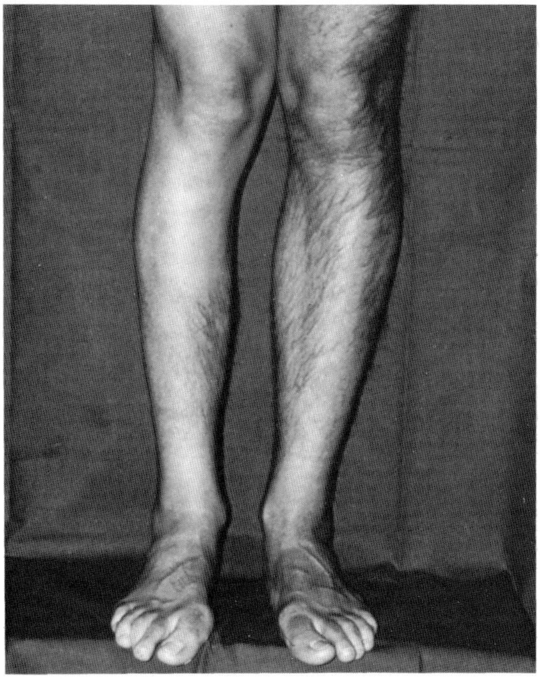

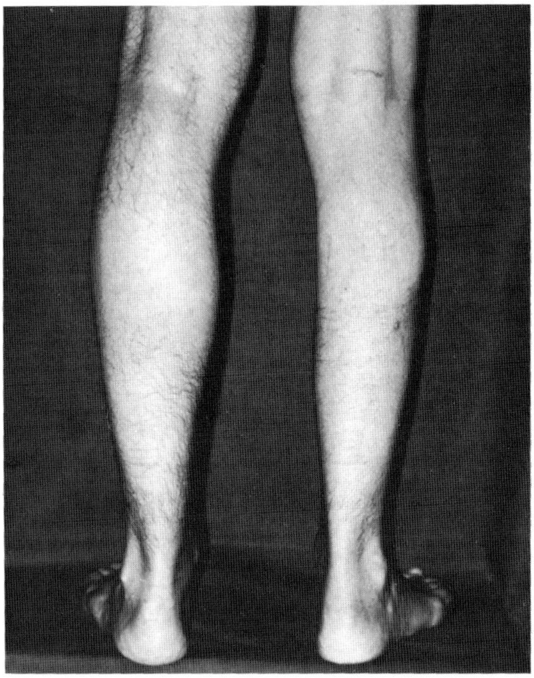

Diesem 31jährigen Mann war schon seit Jahren aufgefallen, daß seine rechte Wade gegenüber links zunehmend magerer wurde. Der Fußspitzengang war rechts schwächer, der ASR weniger lebhaft. Keine Schmerzen und keine Sensibilitätsstörungen. Was liegt wohl vor?

*Fall 41/9:* 31jähriger Mann mit einer elektromyographisch bestätigten isolierten Läsion des Muskelastes des N. tibialis zum M. triceps surae. Läsionsursache nicht geklärt. Operative Exploration abgelehnt.

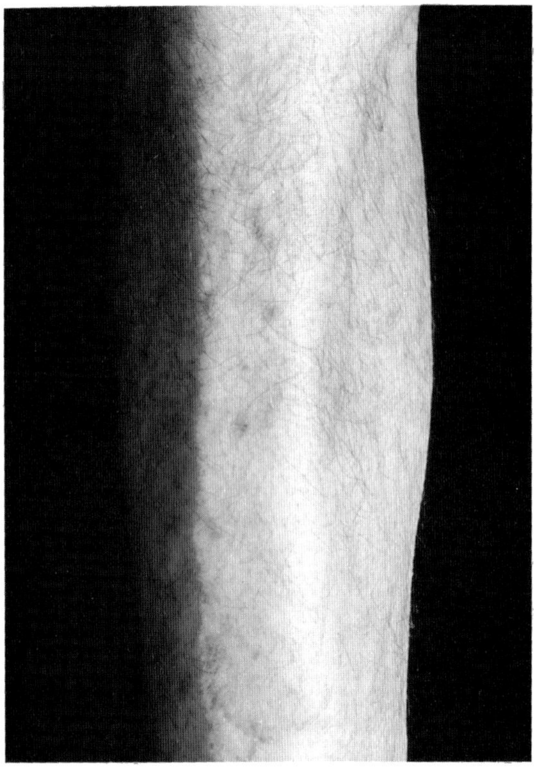

Dieser 45jährige Patient hat eine auffallend scharfe Tibiakante. Welche Muskelgruppe ist hier atrophisch? Welcher Nerv versorgt sie?

*Fall 41/10:* Atrophie der vom N. peronaeus profundus innervierten Muskeln in der Tibialisloge. Dies könnte Ausdruck einer Peronaeusparese sein. Im vorliegenden Fall allerdings ist die Atrophie beidseitig und hat sich bei diesem 35jährigen Mann im Rahmen einer Polyradikulitis entwickelt.

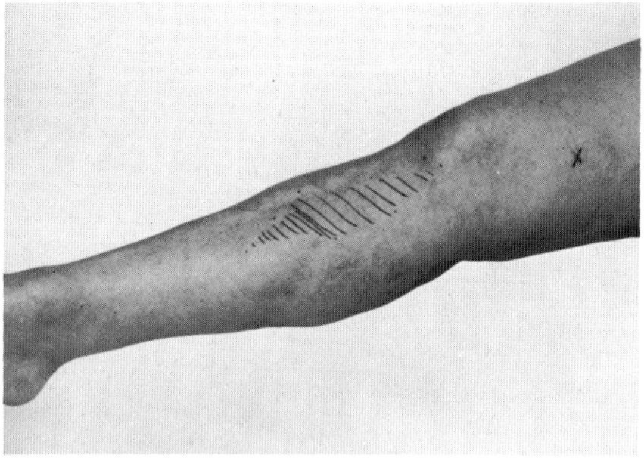

Diese Frau hat keine Muskelatrophie, jedoch brennende Schmerzen an der Unterschenkelinnenseite rechts, die eingezeichnete Sensibilitätsstörung am Unterschenkel und an dem mit einem X bezeichneten Punkt eine exquisite Druckdolenz. Was vermuten Sie?

*Fall 41/11:* Einklemmungsneuropathie des N. saphenus bei einer 76jährigen Frau. Die operative Neurolyse beim Austritt des Nerven aus dem Hunterschen Kanal ergab vollständige Beschwerdefreiheit.

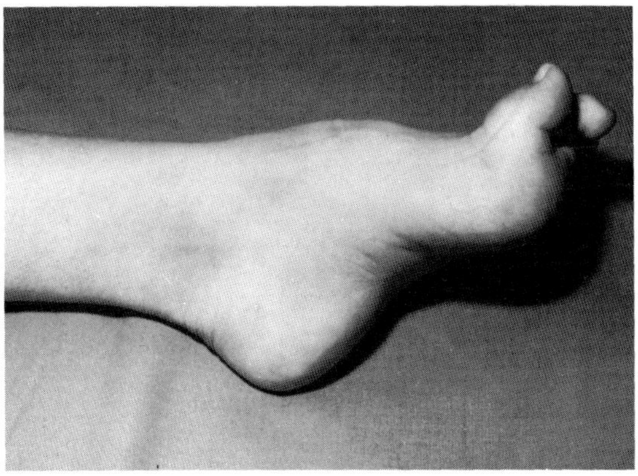

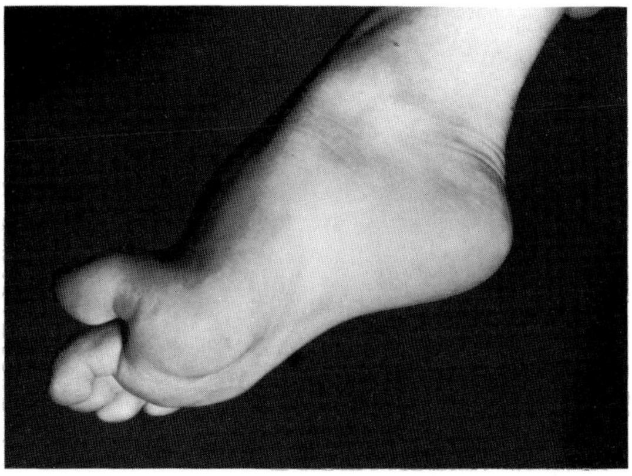

Beidseits weist dieses 15jährige Mädchen eine charakteristische Deformation der Füße auf. Sie leidet seit einigen Jahren an einer zunehmenden Ataxie und Unsicherheit beim Gehen. Ihre Diagnose?

*Fall 42/1:* 15jähriges Mädchen mit typischer Fußdeformität bei Friedreichscher Heredoataxie: ausgeprägter Hohlfuß mit Hammerzehenstellung, besonders der Großzehe.

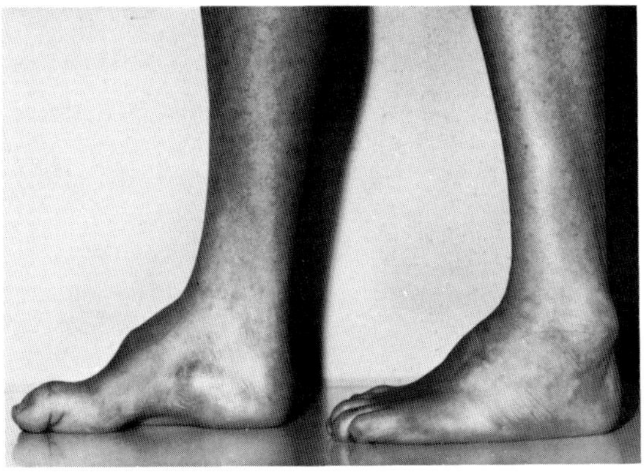

Auch diese 35jährige Frau weist einen beidseitigen Hohlfuß auf. Beidseits fehlen die Achillessehnenreflexe. Sie leidet an einer familiären Erkrankung mit langsam fortschreitendem Charakter. An welcher?

*Fall 42/2:* 35jährige Frau mit neuronaler Muskelatrophie Charcot-Marie-Tooth (hereditäre motorische und sensible Neuropathie Typ II).

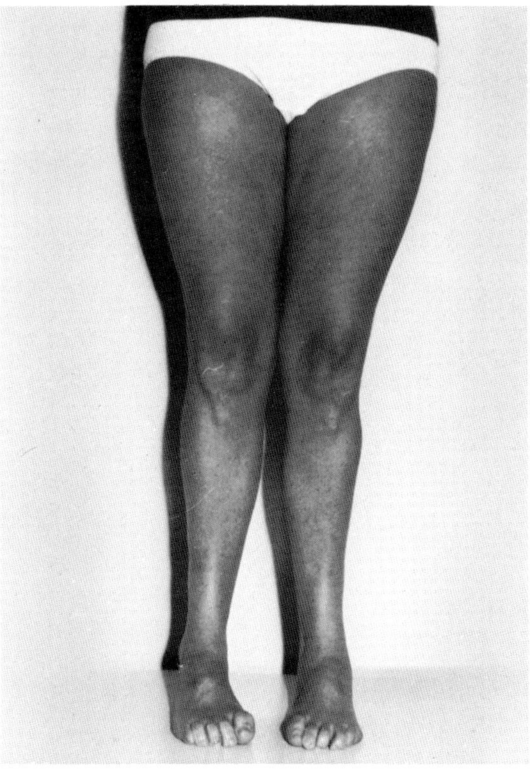

Die Unterschenkelmuskulatur ist im Vergleich zu den Oberschenkeln auffallend mager.

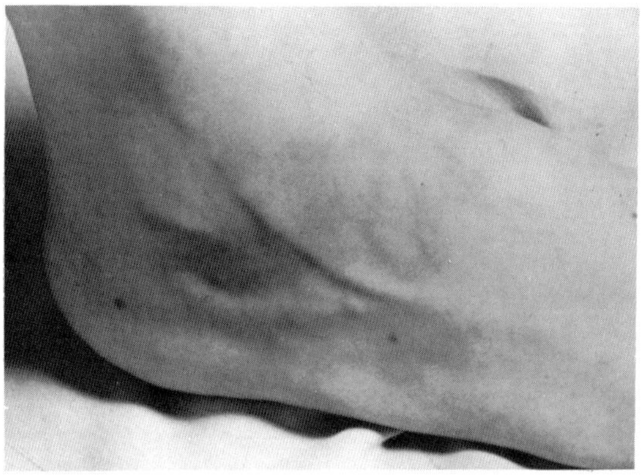

Übrigens weist auch diese 50jährige Patientin eine mit dem vorausgegangenen Fall verwandte Krankheit auf. Es finden sich aber auch verdickte periphere Nervenstämme, hier lateral am rechten Fuß sichtbar.

*Fall 42/3:* 50jährige Frau mit hypertrophischer Neuritis (hereditäre motorische und sensible Neuropathie Typ III, Dejerine-Sottas-Krankheit).

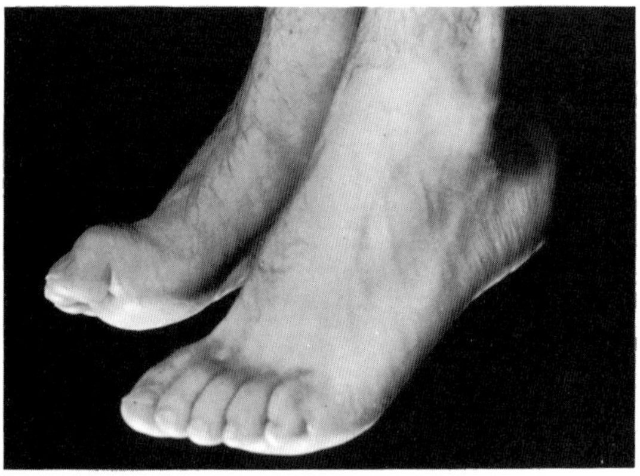

Bei dem 41jährigen Fußballspieler hatte sich im Anschluß an eine akute Schmerzepisode beim Spielen am rechten Unterschenkel diese abnorme Haltung des rechten Fußes entwickelt

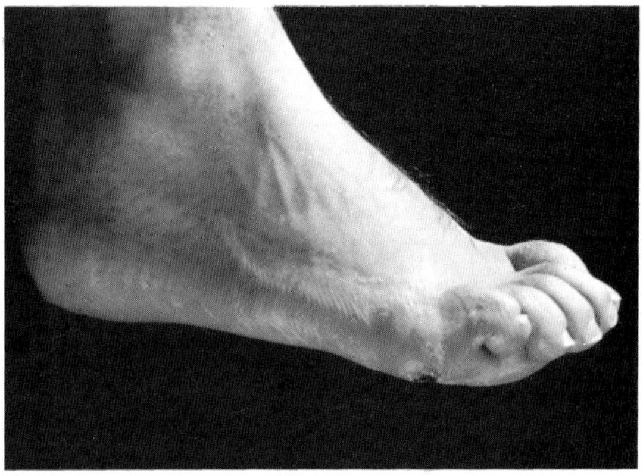

sowie ein trophisches Ulcus am Kleinzehenballen.

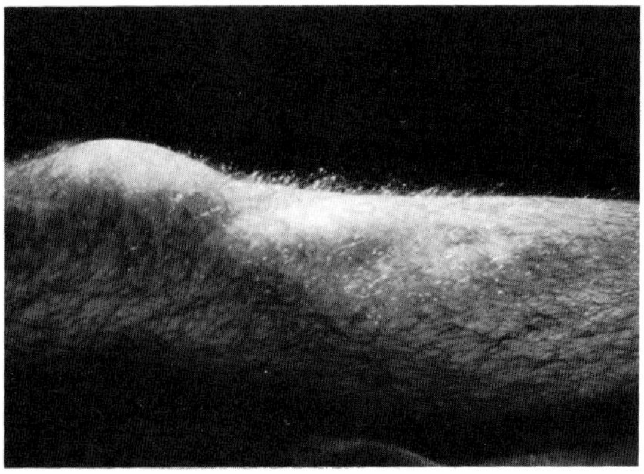

Beim Versuch, den rechten Fuß zu heben, kontrahierte sich nur eine kleine proximale Portion des M. tibialis anterior, während der Rest der Muskeln in der Tibialisloge sich auffallend hart anfühlte. Ihre Diagnose?

*Fall 42/4:* Arteria-tibialis-anterior-Syndrom rechts bei 22jährigem Mann. Wegen der ischämischen Nekrose und Fibrosierung der Muskeln in der Tibialisloge fühlen sich diese holzig an. Der Patient kann den rechten Fuß nicht nach plantar flektieren.

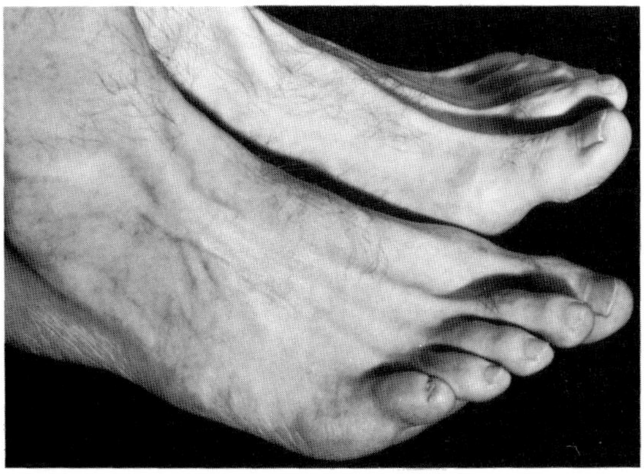

Dieser 42jährige Mann wurde aufgefordert, die Zehen beidseits zu heben. Was fällt auf? (Fall 42/5)

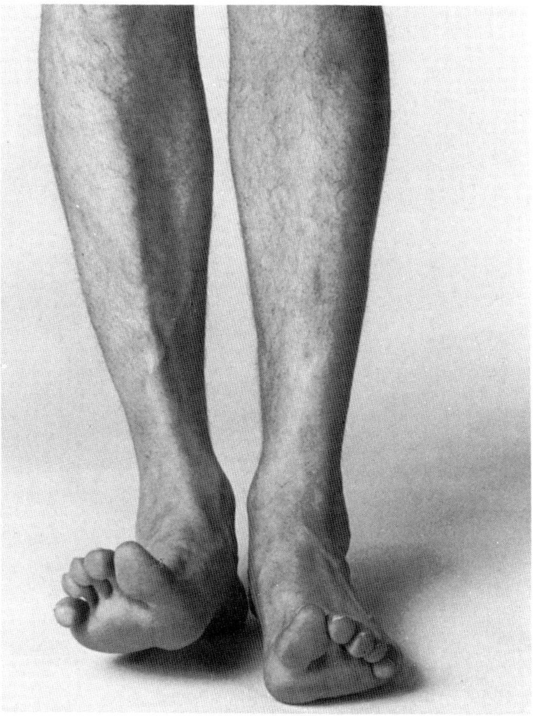

Beim Abheben des Vorfußes vom Boden besteht bei diesem anderen Patienten ein Seitenunterschied. Häufigste Ursache einer einseitigen Parese der Großzehen- und Fußextensoren? (Fall 42/6)

▷

Am Rücken findet sich auch bei Patient 42/5 die identische Besonderheit, wie hier bei diesem anderen Patienten (Fall 42/7) mit der gleichen Affektion.

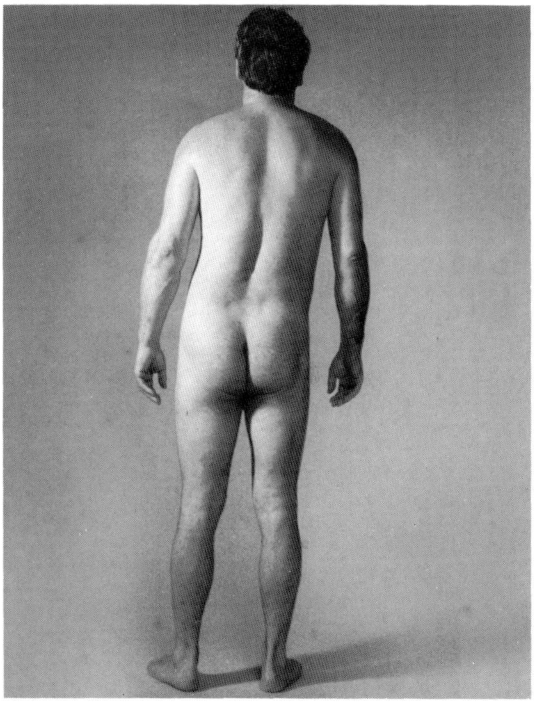

*Fall 42/5 und 6:* Radikuläre Parese der Mm. extensor hallucis longus und tibialis anterior. Läsion der Wurzel L5 (+ L4?) durch Discushernie der Bandscheibe L4/L5 rechts bzw. links.

▷

*Fall 42/7:* 35jähriger Mann mit einer rechtsseitigen Discushernie L5/S1.

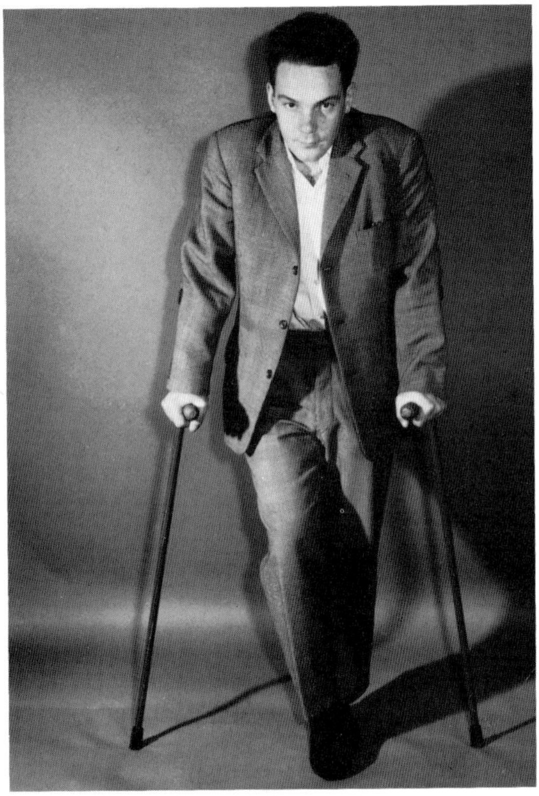

Dieser 22jährige Mann hatte im Anschluß an eine Fußdistorsion rechts über zunehmende Schmerzen in der Fußsohle geklagt und ging nur noch mit größter Mühe unter Entlastung des rechten Beines an zwei Stöcken. Es waren eine Hysterie und eine Unfallneurose vermutet worden.

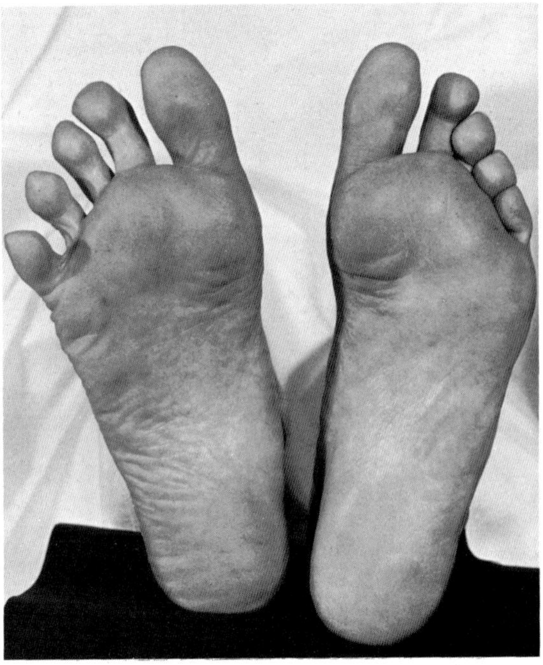

Bei diesem anderen, 32jährigen Patienten war nach einem analogen Trauma, allerdings links, ein gleichartiges Beschwerdebild wie beim nebenstehenden Fall aufgetreten. Hier ist die verminderte Spreizung der Zehen auf der betroffenen linken Seite gut sichtbar.

Beide Patienten weisen übrigens eine Sensibilitätsstörung der Fußsohle auf. Sie leiden an einer Läsion eines peripheren Nerven. Welcher? Wo? Wie wird dieses Syndrom benannt?

*Fall 42/8 und 42/9:* Tarsaltunnelsyndrom rechts, bzw. links nach Fußdistorsion. Es liegt eine durch perineurale posttraumatische Narbenbildung bedingte, distale Läsion des N. tibialis hinter dem Malleolus internus vor.

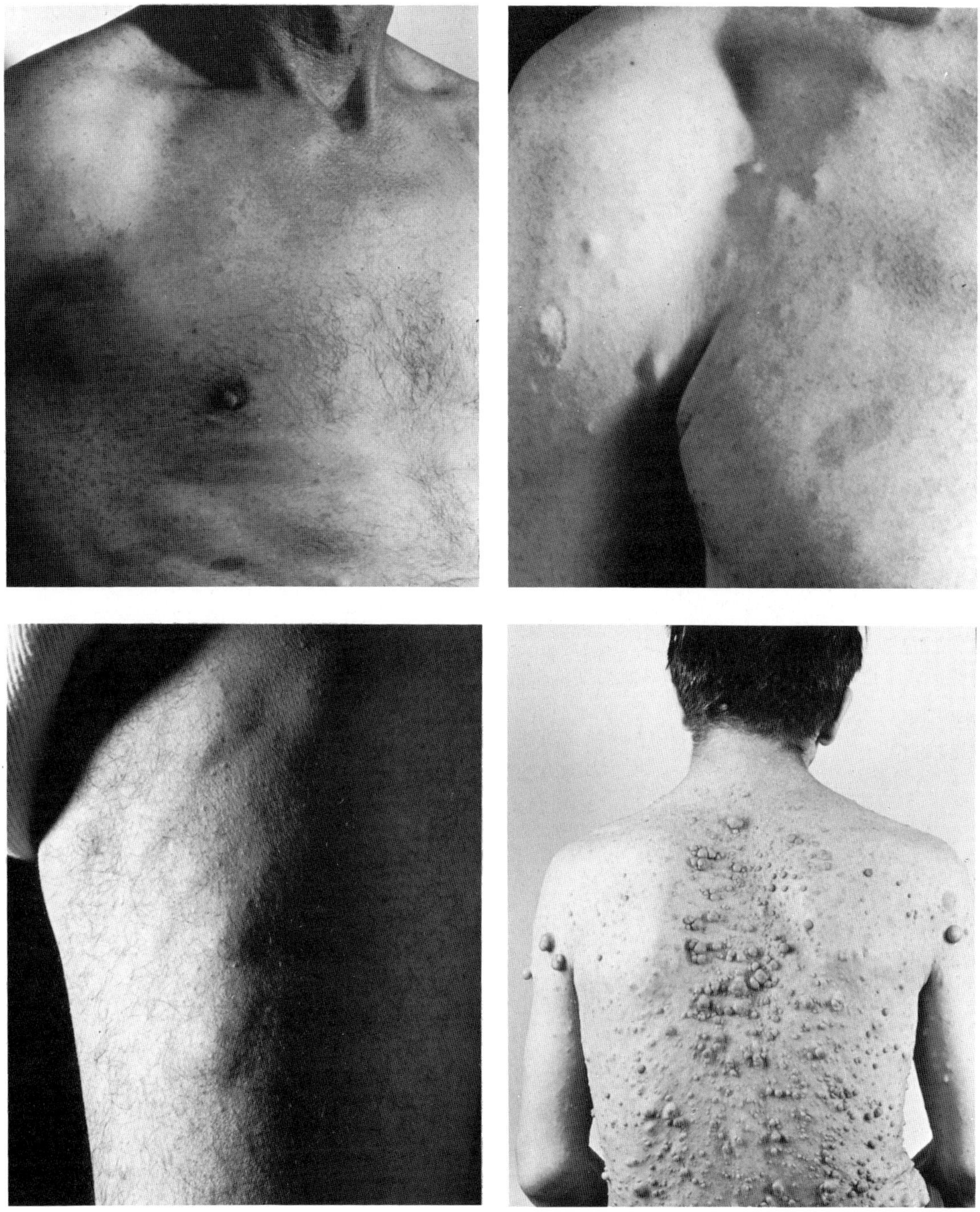

Alle 4 Patienten leiden an der gleichen Erbkrankheit, die häufig neurologische Symptome macht. Welche Krankheit?

*Fälle 43/1 bis 43/4:* Morbus Recklinghausen. Es sind Café-au-lait-Flecken, subcutane kleine und große Neurofibrome, schließlich tuberöse Neurofibrome dargestellt.

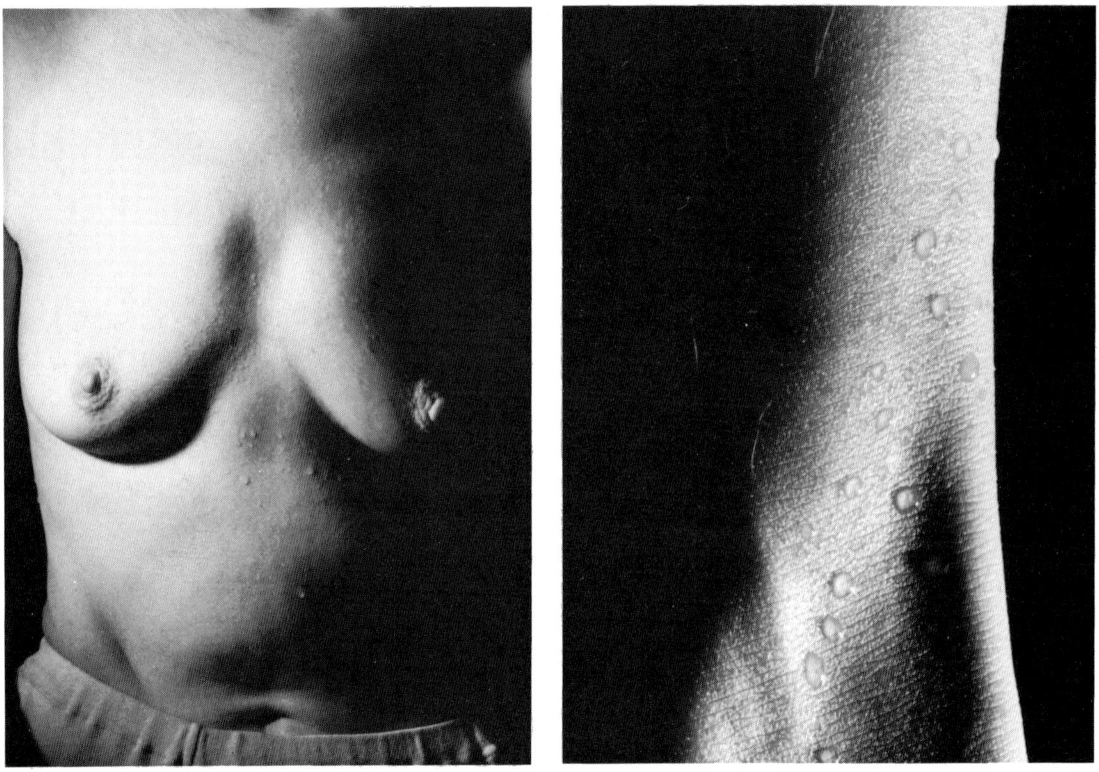

Diese Frau, bei welcher wegen eines „Morbus Raynaud" ein operativer Eingriff ausgeführt wurde, zeigte bei normaler Zimmertemperatur dieses profuse Schwitzen an einzelnen Rumpfpartien und am rechten distalen lateralen Unterschenkel. Welcher Eingriff wurde wohl vorgenommen?

*Fall 43/5:* Bei der 40jährigen Patientin wurde eine „totale Sympathektomie" ausgeführt. Nur wenige, noch zu einer Schweißsekretion fähige Hautbezirke können der Wärmeregulation dienen und zeigen daher das hier dargestellte dauernde profuse Schwitzen.

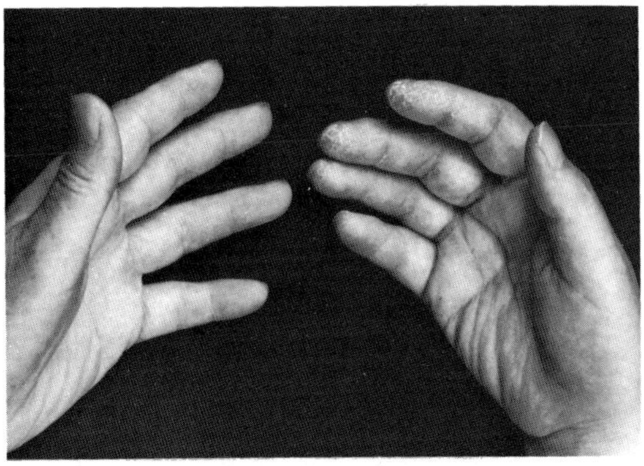

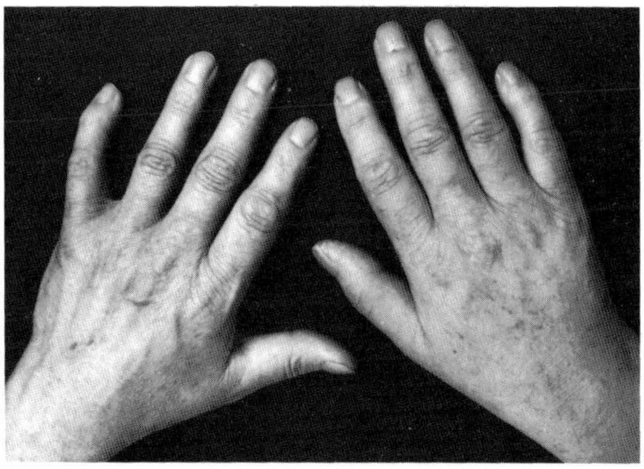

Die rechte Hand dieses 54jährigen Patienten zeigt eine auffällige Haltung der leicht flektierten Finger sowie eine Hyperkeratose derselben und etwas verstrichene Konturen des Handrückens. Verschiedene Affektionen könnten zu dieser trophischen Störung geführt haben. Welche?

*Fall 43/6:* Zu solchen dystrophen Veränderungen der Hand kann es im Rahmen eines Schulter-Hand-Syndromes, zum Beispiel nach akuter Periarthrosis humeroscapularis, nach Herzinfarkt oder bei (posttraumatischem) Sudeck kommen. Die leicht flektierte Stellung der Finger weckt schon den Verdacht, daß im Falle dieses 54jährigen Mannes eine Hemiplegie (nach vaskulärem cerebralem Insult) dem Bild zu Grunde liegt.

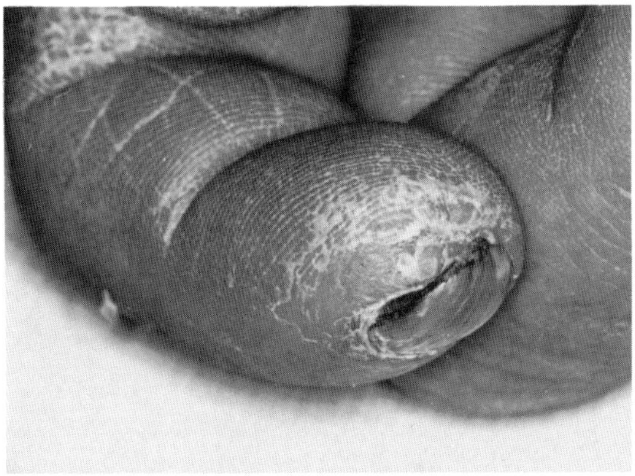

Hier am Zeigefinger der rechten Hand

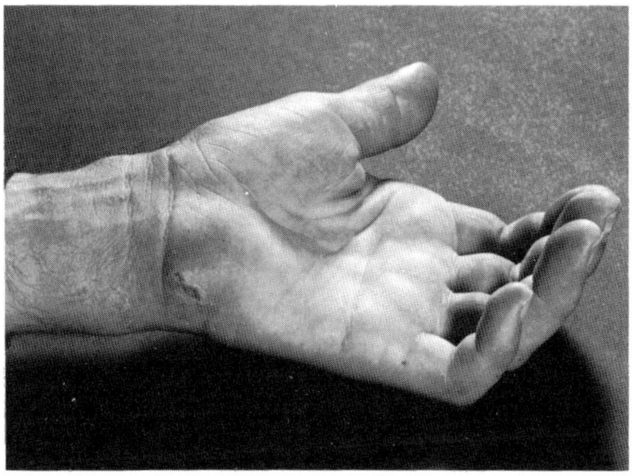

und hier an der ulnaren Kante der linken Hand

finden sich trophische Störungen, an der Handkante mit einer Ulceration. Bei beiden Patienten (links Fall 43/7 und rechts 43/8) lag auch eine dissoziierte Sensibilitätsstörung vor.

*Fall 43/7:* 56jährige Frau, die ein Meningeom im mittleren Cervikalkanal, rechts ventral, mit dissoziierter Sensibilitätsstörung hatte.

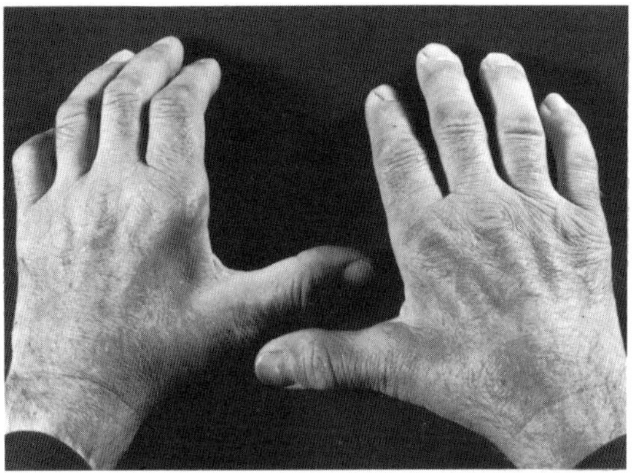

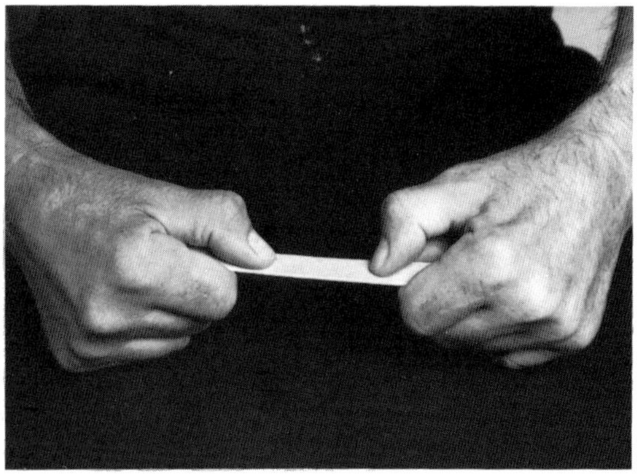

Fall 43/8 zeigte auch eine Atrophie der kleinen Handmuskeln sowie beidseits eine eigenartige Haltung des Daumens beim Zug an einem Spatel. Wie nennt man dieses letztere Phänomen? Auf was weist es hin? Was liegt den trophischen Störungen in beiden oben gezeigten Fällen zu Grunde?

*Fall 43/8:* Cervikale Syringomyelie bei 49jährigem Mann. Beidseitiges Fromentsches Zeichen als Ausdruck einer Parese des M. adductor pollicis.

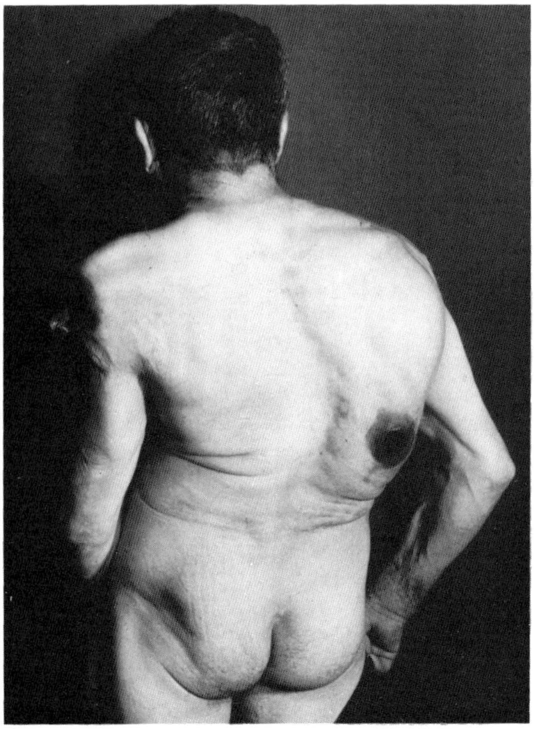

◁
Dieser 62jährige Mann mit einer zunehmenden Skoliose seit Kindheit hatte trotz der ausgedehnten Ulcera rechts am Rücken und an der linken Schulter keinerlei Schmerzen. Er war wegen einer zunehmenden Paraspastik gekommen. An was leidet er?

*Fall 43/9:* 62jähriger Mann mit einer Syringomyelie.

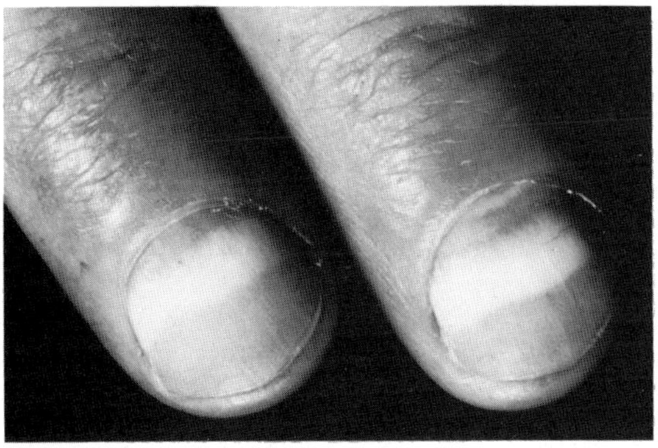

Wie nennt man diese typische Nagelveränderung? Nach was fragen, bzw. forschen Sie?

*Fall 43/10:* Meessche Streifen nach einer Arsen-Intoxikation. Gleichartige Veränderungen kommen bei Thallium-Vergiftung vor.

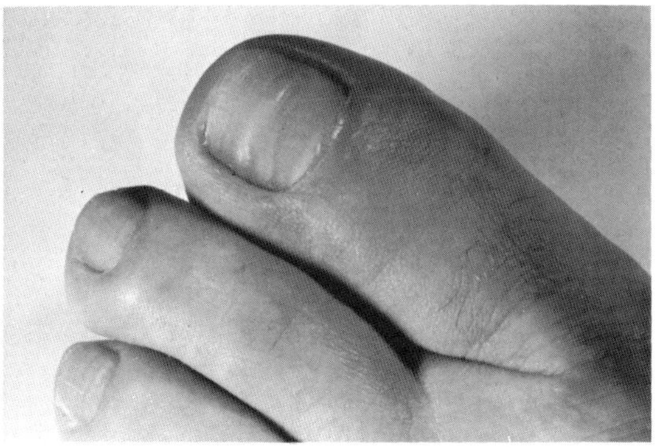

Dieser Patient hatte sich vor 5 Monaten eine schwere Distorsion des linken Fußes zugezogen und hatte seither Schmerzen in der Fußsohle beim Gehen. Was liegt vor?

*Fall 43/11:* Nervus tibialis-Läsion im Rahmen eines posttraumatischen Tarsaltunnelsyndromes links bei 47jährigem Mann.

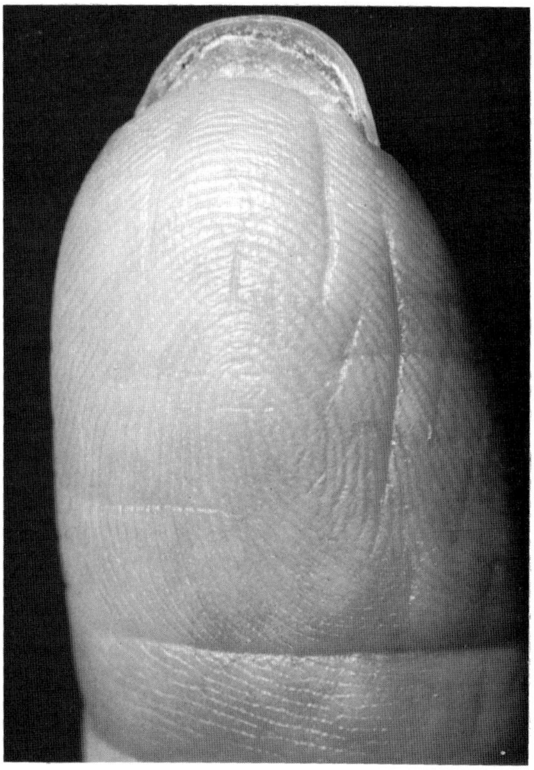

▷

Wie nennt man diese Besonderheit am Nagelbett? Auf eine Läsion welchen Teiles des Nervensystemes weist sie hin?

*Fall 43/12:* Alföldisches Nagelbettzeichen bei Läsion peripherer Nerven. Im vorliegenden Fall lag eine Polyneuropathie im Rahmen einer Paraproteinämie bei einem 61jährigen Mann vor.

Dieser 60jährige Patient hatte zunächst Raynaud-artige Symptome an den Fingern und entwickelte später eine Polymyositis. Auf welche Diagnose weisen diese „rattenbißartigen" Veränderungen der Fingerkuppen hin?

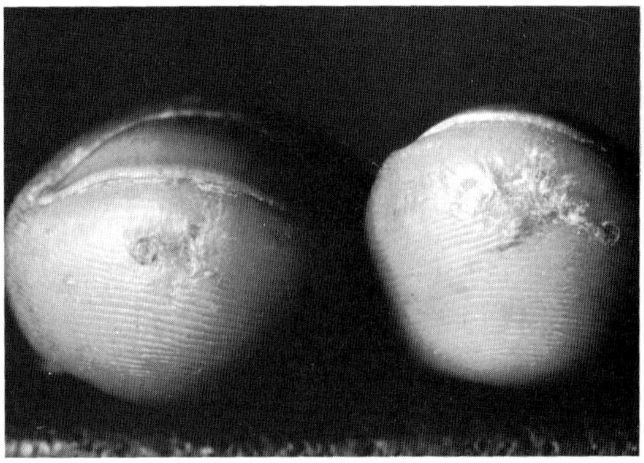

*Fall 43/13:* Sklerodermie bei 60jährigem Mann.

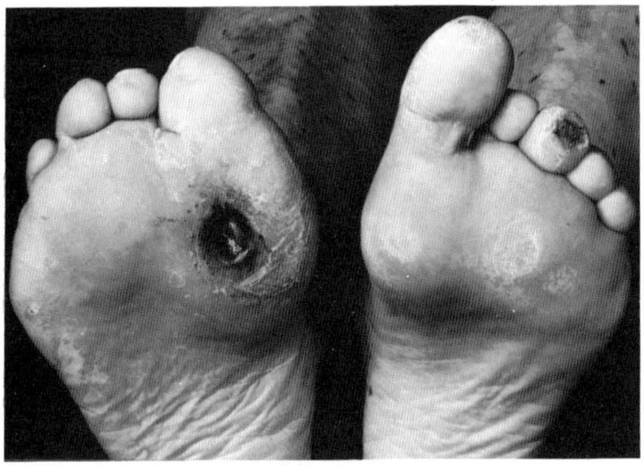

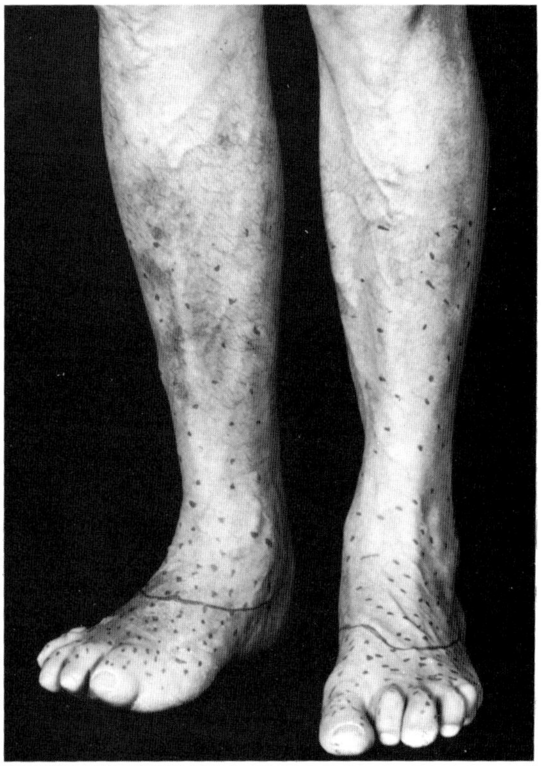

Dieser 47jährige Mann zeigt an beiden Füßen torpide Ulcera. Am rechten Fuß hat eine Infektion in der Tiefe auch zu einer Deformation des 1. Strahls geführt. Was könnte alles hier zu Grunde liegen?

Das differentialdiagnostische Spektrum wird eingeengt, wenn hinzugefügt wird, daß beidseits eine sockenförmige, nach distal zu dichter werdende Störung aller sensibler Qualitäten bestand. Motorik intakt. Was liegt also wohl vor?

*Fall 43/14:* 47jähriger Mann mit einer hereditären sensiblen Neuropathie. Die Ulcera finden sich auch bei anderen Polyneuropathien, insbesondere auch bei Diabetes, jedoch (ohne Störung der Oberflächensensibilität) auch bei Rückenmarksprozessen mit Läsion des Seitenhornes und der spinothalamischen Bahnen sowie bei Störungen der peripheren Zirkulation.

Die folgenden Abbildungsvorlagen wurden mir von Kollegen zur Verfügung gestellt, bzw. bereits erschienenen Publikationen entnommen. Für die Erlaubnis zur Veröffentlichung sei an dieser Stelle herzlich gedankt:

*Fall 2/2:* Prof. Pfister, Hautklinik, Karlsruhe

*Fall 3/3:* Röntgeninstitut des Tiefenauspitals Bern

*Fall 3/5:* Prof. K. J. Zülch, Köln

*Fall 3/6:* Aus Jenzer G. und Fierz L.: Visible „Angular Pulse" with Internal Carotid Occlusion. J. Neurol. 215: 151–153 (1977)

*Fall 4/4:* Prof. F. Vassella, Medizinische Universitätskinderklinik Bern (Direktor: Prof. E. Rossi)

*Fall 4/5:* Röntgeninstitut des Tiefenauspitals Bern

*Fall 4/6:* Röntgeninstitut des Regionalspitals Thun

*Fall 4/7:* Röntgeninstitut des Regionalspitals Biel

*Fall 5/2:* Röntgeninstitut des Regionalspitals Burgdorf

*Fall 5/3:* Aus Mumenthaler M. und Regli F.: Kopfschmerzen, Sandoz 1980 (Röntgenbild Bezirksspital Erlenbach)

*Fall 5/4:* Röntgeninstitut Hôpital Pourtalès Neuchâtel

*Fall 6/3:* Gottesmann T., Zala L., Vogel A., Mumenthaler M.: Das Werner-Syndrom. Schweiz. med. Wschr. 110: 246–250 (1980)

*Fall 8/2:* Aus Mumenthaler M.: Neurologische Differentialdiagnostik. Thieme, Stuttgart 1980

*Fall 9/1:* Aus Mumenthaler M.: Neurologische Differentialdiagnostik. Thieme, Stuttgart 1980

*Fall 9/2:* Aus Solari R. und Mumenthaler M.: L'emispasmo facciale – Analisi di 49 casi propri con catamnesi di 30. Rivista medica della Svizzera Italiana 43, 11–17 (1978)

*Fall 12/1:* Prof. F. Körner, Universitäts-Augenklinik Bern (Direktor: Prof. P. Niesel)

*Fall 12/2:* Prof. F. Körner, Universitäts-Augenklinik Bern (Direktor: Prof. P. Niesel)

*Fall 19/4:* Prof. F. Körner, Universitäts-Augenklinik Bern (Direktor: Prof. P. Niesel)

*Fall 19/5:* Prof. F. Körner, Universitäts-Augenklinik Bern (Direktor: Prof. P. Niesel)

*Fall 19/6:* Prof. F. Körner, Universitäts-Augenklinik Bern (Direktor: Prof. P. Niesel)

*Fall 19/7:* Prof. F. Vassella, Medizinische Universitätskinderklinik Bern (Direktor: Prof. E. Rossi)

*Fall 19/8:* Prof. F. Vassella, Medizinische Universitätskinderklinik Bern (Direktor: Prof. E. Rossi)

*Fall 25/3:* Aus Mumenthaler M. und Eichenberger M.: Skelettmißbildungen am kraniocervicalen Übergang. Schweiz. med. Wschr. 93, 1795–1803 und 1830–1836 (1963)

*Fall 26/2:* Prof. F. Körner, Universitäts-Augenklinik Bern (Direktor: Prof. P. Niesel)

*Fall 29/4:* Prof. F. Jerusalem, Neurologische Universitätsklinik Zürich (Direktor Prof. G. Baumgartner)

*Fall 30/4:* Dr. V. Windlinger, Rapperswil

*Fall 31/1:* Prof. F. Vassella, Medizinische Universitätskinderklinik Bern (Direktor: Prof. E. Rossi)

*Fall 31/2:* Aus Mumenthaler M.: Der Schulter-Arm-Schmerz. Huber, Bern 1980

*Fall 32/1:* Prof. F. Vassella, Medizinische Universitätskinderklinik Bern (Direktor: Prof. E. Rossi)

*Fall 34/4:* Aus Mumenthaler M.: Die Ulnarisparesen. Thieme, Stuttgart 1961

*Fall 34/6:* Aus Mumenthaler M.: Die Ulnarisparesen. Thieme, Stuttgart 1961

*Fall 35/3:* Chirurgische Universitätsklinik Zürich. Operationsbefund aus dem Jahre 1958

*Fall 37/4:* Aus Mumenthaler M.: Neurologische Differentialdiagnostik. Thieme, Stuttgart 1980

*Fall 38/1:* Prof. F. Vassella, Medizinische Universitätskinderklinik Bern (Direktor: Prof. E. Rossi)

*Fall 38/4:* Aus Mumenthaler M.: Die neurologischen Ursachen der Brachialgien. Orthopäde 1, 76–86 (1972)

*Fall 39/5:* Prof. F. Vassella, Medizinische Universitätskinderklinik Bern (Direktor: Prof. E. Rossi)

*Fall 39/6:* Röntgeninstitut Hôpital de la Providence, Neuchâtel

*Fall 40/4:* Prof. F. Jerusalem, Neurologische Universitätsklinik Zürich (Direktor Prof. G. Baumgartner)

*Fall 41/1:* Prof. F. Jerusalem, Neurologische Universitätsklinik Zürich (Direktor Prof. G. Baumgartner)

*Fall 42/5:* Aus Mumenthaler M., Ulrich J., Baasch E.: Ischämische Muskelschädigung als Ursache einer „Peronaeusparese". Festschrift „65 Jahre Hommel" 1961

*Fall 43/11:* Prof. Pfister, Hautklinik, Karlsruhe

Alle oben nicht besonders erwähnten Röntgenbilder verdanke ich dem Institut für diagnostische Radiologie der Universität Bern (Direktor Prof. W. A. Fuchs), bzw. der Neuroradiologischen Abteilung des Institutes (Chefarzt Prof. P. Huber), denen ich besonders herzlich für die Überlassung der zahlreichen Bilder danke.

# Sachverzeichnis

*Kursiv* gedruckte Seitenzahlen verweisen auf Abbildungen, die das betreffende Krankheitsbild darstellen bzw. auf Fälle mit der entsprechenden Erkrankung.